超声诊断从入门到精通系列

张建兴　陈　铃　总主编

心脏超声入门

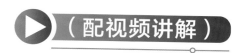（配视频讲解）

刘光德　蔡丽珊　刘　岘　主编

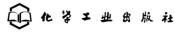化学工业出版社

·北京·

图书在版编目（CIP）数据

心脏超声入门：配视频讲解 / 刘光德，蔡丽珊，刘岘主编 . —北京：化学工业出版社，2024.8

（超声诊断从入门到精通系列 / 张建兴，陈铃总主编）

ISBN 978-7-122-45717-2

Ⅰ.①心… Ⅱ.①刘…②蔡…③刘… Ⅲ.①心脏病-超声波诊断 Ⅳ.①R540.4

中国国家版本馆CIP数据核字（2024）第103294号

责任编辑：赵玉欣　王新辉　　　　装帧设计：关　飞
责任校对：李雨晴

出版发行：化学工业出版社
　　　　　（北京市东城区青年湖南街13号　邮政编码100011）
印　　装：北京宝隆世纪印刷有限公司
710mm×1000mm　1/16　印张7¾　字数154千字
2024年10月北京第1版第1次印刷

购书咨询：010-64518888　　　　售后服务：010-64518899
网　　址：http://www.cip.com.cn
凡购买本书，如有缺损质量问题，本社销售中心负责调换。

定　　价：59.80元　　　　　　　　版权所有　违者必究

本册编写人员名单

主　　编：刘光德　蔡丽珊　刘　岘

编写人员：（按姓氏笔画排序）

王　蕊　刘　岘　刘光德　李　威　李文金
张钰坤　陈佳平　陈晓仪　林　静　林毓旋
董　杨　蔡丽珊　廖阳英　滕文汇　魏　超

绘　　图：亓毛毛

视频制作：魏　超　董　杨　张钰坤　李　威

丛书序

超声医学作为现代医学的璀璨明珠，已发展成为一门临床不可或缺的诊疗技术。它以其无创、无痛、实时动态的特点，深受患者与医生的青睐。同时，超声医学的精准诊断能力，更是为临床医生提供了有力的支持，帮助他们在疾病的早期发现、早期诊断、病情评估以及治疗方案制订等方面取得了显著进步。

随着超声技术的不断发展与创新，其在临床中的应用范围也日益广泛。从最初的腹部脏器检查，到如今的乳腺、甲状腺、卵巢、心脏等多个系统的病变管理，超声医学正逐渐渗透到医学的各个领域。各种基于超声病变规范管理的指南也应运而生，如乳腺病变管理的 ACR BI-RADS 分类、甲状腺病变管理的 C-TIRADS / ACR TI-RADS 分类、卵巢肿瘤的 ACR O-RADS 分类、肝肿瘤的 ACR LI-RADS 分类等。这些指南不仅为医生们提供了病变管理的科学依据，更成了病变管理的重要工具，推动着超声医学在临床实践中的广泛应用。同时，也有利于初学医生对病灶特征的掌握、降低学习难度。

然而，超声医学博大精深，对于初学者来说，这无疑是一座高山。"超声诊断从入门到精通系列"的编写，汇聚了来自临床一线专家们的智慧与经验。他们深知初学者在超声医学领域的困惑与挑战，因此，旨在通过这套丛书，为初学者打开超声医学的大门，引导他们逐步掌握超声扫查的基本技巧与要领。

从本丛书中，读者可以学习到超声解剖的基础知识，了解超声扫查的基础知识和技能。同时，通过丰富的病例分析，读者将能够深入了解各种病变的超声表现及其规范管理，从而在实际操作中更加得心应手。

本丛书以简洁明了的语言、实用有效的案例以及生动形象的手绘示意图，帮助读者迅速掌握超声医学的精髓。无论是对于刚刚踏入超声医学领域的初学者，还是对于希望进一步提升自己技能的临床医生，本丛书都将是一套不可或缺的参考书。

最后，衷心感谢所有为本丛书付出辛勤努力的专家们。他们的无私奉献与智慧结晶，将为超声医学领域的发展注入新的活力。让我们携手共进，在超声医学的道路上不断探索、前行！

丛书主编

前言

　　心脏超声心动图诊断技术能多切面多角度、系统地评价心脏和大血管的形态、结构、内部血流动力学状态和心脏功能，并因其操作的便捷性、可重复性、实时动态性、无创性、准确性等特点，已经成为临床诊断心血管疾病的首选检查方法。近十年中，心脏超声检查已在各级医院中推广、普及，心脏超声检查专业队伍迅速扩大，为了帮助读者更好地理解和掌握心脏超声的基础知识和技术，我们编写了这本《心脏超声入门（配视频讲解）》。

　　本书主要介绍了超声心动图（包括二维超声心动图、M型超声心动图、多普勒超声心动图、心脏超声造影等）的基础知识，包括常用切面的操作方法、扫查要点及血流动力学情况等，以及常见心脏疾病的临床特点、血流动力学变化、超声诊断要点和注意事项，并配有大量高清图片。通过阅读本书，读者可以系统地学习心脏超声的基础知识，从而为进一步深入学习和实践打下坚实的基础。

　　在编写过程中，我们力求内容的系统性和完整性，同时注重实用性和可操作性。我们希望通过本书的出版，能够为读者提供一本实用、易学的心脏超声学习参考书，为推动基层心脏超声诊断的应用普及和技术提升做出贡献。

　　最后，我们感谢所有参与本书编写和出版的同仁，他们的辛勤付出和努力使得本书得以顺利出版。同时，我们也希望读者在使用本书的过程中提出宝贵意见和建议，以便我们不断改进和完善。

编者

2024 年 1 月

目录

第1部分
心脏基础

1.1　心脏解剖、血流动力学、心脏功能

1.1.1　心脏解剖

（1）心脏位于胸腔中纵隔内，两肺之间，周围包有心包，心脏的 2/3 位于正中线左侧，1/3 位于右侧；心外膜与心包之间的腔隙为心包腔，内含极少量浆液，起润滑作用。

（2）心脏是由心外膜、心肌和心内膜三层结构形成的中空性的具有瓣膜复合装置的肌性器官，近似圆锥形空心球体，前后稍扁，心尖朝向左下方，心底朝向右上方，与出入心脏的大血管相连（图 1-1-1）。

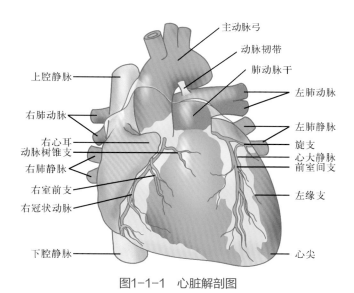

图1-1-1　心脏解剖图

（3）心脏以四个瓣相连作为心脏纤维性支架，以此支架为基础形成四个心腔：右（心）房、右（心）室、左（心）房、左（心）室。左、右房室被房室间隔完全隔开，右心室与肺动脉相连，左心室与主动脉相连；右心房与上、下腔静脉相连；左心房与肺静脉相连。心房的功能是容纳回心血流，心室为排血泵。

1.1.2 心脏血流动力学

1.1.2.1 血液循环

血液循环包括体循环与肺循环。

左室收缩，左心血液经主动脉瓣射入主动脉，再沿各级分支到全身各部的毛细血管，进行物质交换后，流入小静脉，再通过各级静脉，汇入上、下腔静脉，流回右房，称为体循环。

右室收缩，右心血液经肺动脉瓣射入肺动脉，再经过肺内分支进入肺泡的毛细血管网进行气体交换，再经肺静脉汇入左房，称为肺循环。

1.1.2.2 心动周期

（1）心房收缩期　心房收缩，房室瓣开放，将心房内血液挤入心室。

（2）心室收缩期　①等容收缩期（房室瓣关闭至半月瓣开放之间期）；②快速射血期（半月瓣开放心室射血开始至达峰值流速时间之间期）；③缓慢射血期（心室射血期峰值流速时间至射血终止、半月瓣关闭之间期）。

（3）心室舒张期　①等容舒张期（半月瓣关闭到房室瓣开放之间期）；②快速充盈期（心室被动快速充盈的间期）；③缓慢充盈期。

1.1.3 心脏功能

1.1.3.1 心室收缩功能

（1）每搏量（SV）　指每次左室排入主动脉的血量，正常值为 60～130mL。

（2）心输出量（CO）　指每分钟左室排入主动脉的血量，正常值为 4～6L/min。

（3）心脏指数（CI）　指每分钟单位体表面积的排血量，正常值为 2.5～4L/（min·m^2）。

（4）射血分数（EF）　指每搏量占左室舒张末容积（EDV）的百分比，即 EF=SV/EDV×100%，正常的射血分数为 50%～74%。

（5）左室短轴缩短率　正常值为 25%～30%。

（6）室壁收缩期增厚率　正常值为室间隔大于 30%，左室后壁大于 50%。

1.1.3.2 心室舒张功能

心室舒张过程包括等容舒张期、快速充盈期、缓慢充盈期、心房收缩期；舒张功能减退包括弛缓能力减低和心肌顺应性降低，主要以二尖瓣口血流频谱、二尖瓣环组织多普勒、肺静脉血流频谱等指标评价。

1.2 经胸心脏检查常用检查方法

1.2.1 检查准备及检查方法

常规检查无须特殊准备，一般采用左侧卧位或平卧位，将探头置于胸骨旁、心尖、剑突下及胸骨上窝等透声窗，对心脏各部位进行各切面的剖切扫查，进行分析。

探头采用相控阵探头，一般成人为 2.5 ～ 5MHz，幼儿为 5 ～ 7MHz。

1.2.2 检查模式

（1）二维超声心动图。
（2）M 型超声心动图。
（3）多普勒超声心动图（彩色多普勒、频谱多普勒、连续多普勒、组织多普勒）。

1.2.3 新技术

1.2.3.1 超声造影

（1）左心超声造影 经周围静脉注入左心超声造影剂，使左心腔显影，主要用于判断心腔大小、有无占位及评价心功能、改善心内膜显影等。

（2）心肌超声造影 将含有微气泡的造影剂直接经冠状动脉注入抵达冠脉循环，或经周围静脉注入，当微泡通过心肌微血管床到达心肌时，可使心肌组织回声增强，主要用于估测冠状动脉微循环储备能力、定量心肌血液灌流，判断存活心肌。

（3）右心超声造影 经周围静脉注入右心超声造影剂，达到右心腔显影的目的，主要用评价是否存在心内右向左分流的疾病。

1.2.3.2 经食管超声心动图

经食管超声心动图是将食管探头置于食管或胃底，从心脏后方向前扫查心脏；对比经胸超声心动图，其优势在于克服经胸超声图像受肺气、肥胖等因素的影响，并且由于探头紧邻左房，能清晰显示心脏后部的细微结构，提高心脏疾病诊断的敏感性。

1.3 正常心脏的超声图像、测量

1.3.1 胸骨旁左室长轴切面

扫查位置：胸骨左缘第 3、4 肋间，声束指向右肩。
观察结构：显示左心房、左心室、右心室的大小，以及右室前壁、室间隔及左室后壁的厚度，观察主动脉前壁与室间隔的连续性，二尖瓣、主动脉瓣的情况，升主动脉、冠状静脉窦的宽度等（图1-3-1）。

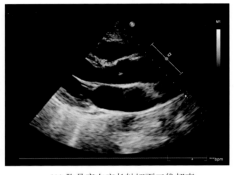

(A) 胸骨旁左室长轴切面二维超声　　　　　　　(B) 胸骨旁左室长轴切面二维超声示意图

图1-3-1　胸骨旁左室长轴切面二维超声

1.3.1.1　经主动脉根部M型超声心动图

扫查位置：取样线通过右冠瓣和无冠瓣瓣尖，垂直于房室壁。

观察结构：显示右室前壁、右室流出道、主动脉根部前壁、主动脉瓣、主动脉根部后壁、左心房后壁的活动情况，可测量右室流出道、主动脉、左房的前后径（图1-3-2）。

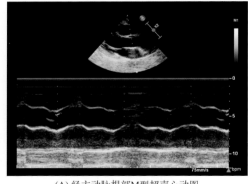
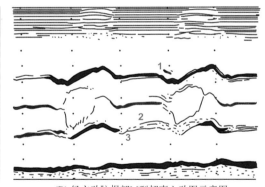

(A) 经主动脉根部M型超声心动图　　　　　　(B) 经主动脉根部M型超声心动图示意图

图1-3-2　经主动脉根部M型超声心动图

1—右室流出道；2—主动脉根部；3—左心房

1.3.1.2　经二尖瓣M型超声心动图

扫查位置：胸骨左缘第3、4肋间，取样线通过二尖瓣前后叶瓣尖，垂直于室间隔。

观察结构：右室前壁、右室、室间隔、左室流出道、二尖瓣前后叶、左室后壁的活动情况（图1-3-3）。

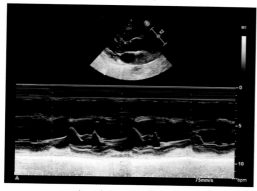
(A) 经二尖瓣M型超声心动图

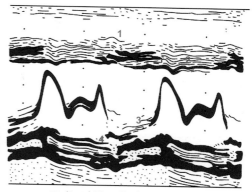
(B) 经二尖瓣M型超声心动图示意图

图1-3-3　经二尖瓣M型超声心动图

1—右室；2—室间隔；3—左室；4—左室后壁

1.3.1.3　经左室腱索水平M型超声心动图

扫查位置：胸骨左缘第4肋间，取样线通过二尖瓣尖与二尖瓣腱索交界处，垂直于房室壁。

观察结构：右室前壁、室间隔、左室、二尖瓣腱索、左室后壁的活动情况，测量心室大小、室壁厚度，评估左右心室比例、左室收缩功能，以及室壁运动幅度、收缩期增厚率等（图1-3-4）。

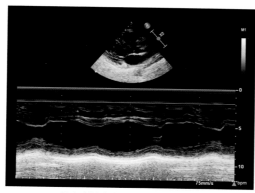
(A) 经左室腱索水平M型超声心动图

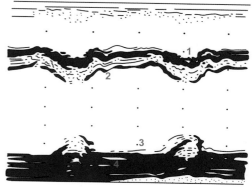
(B) 经左室腱索水平M型超声心动图示意图

图1-3-4　经左室腱索水平M型超声心动图

1—右室；2—室间隔；3—左室；4—左室后壁

1.3.2　心底短轴切面

1.3.2.1　主动脉瓣短轴切面

扫查位置：胸骨左缘第2～3肋间，声束垂直于左室长轴切面，斜向右肩。

观察结构：右室流出道、主动脉瓣、右房、左房、左心耳、肺动脉瓣、肺动脉等结构及血流情况，主要评估主动脉瓣及肺动脉瓣的厚度、瓣膜功能，观察主动脉与室间隔、主动脉与肺动脉间隔的连续性，测量肺动脉宽度（图1-3-5）。

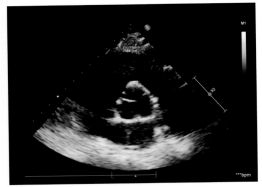

(A) 主动脉瓣短轴切面二维超声

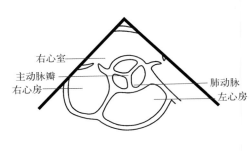

(B) 主动脉瓣短轴切面二维超声示意图

图1-3-5　主动脉瓣短轴切面二维超声

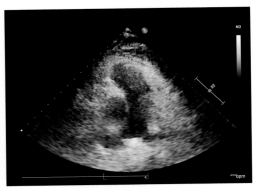

(A) 肺动脉长轴切面二维超声

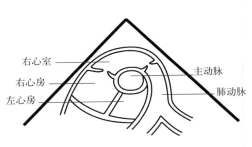

(B) 肺动脉长轴切面超声示意图

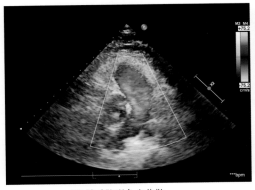

(C) 肺动脉彩色多普勒

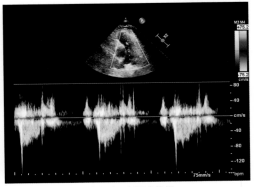

(D) 肺动脉瓣口频谱多普勒

图1-3-6　肺动脉长轴切面超声

1.3.2.2 肺动脉长轴切面

扫查位置：胸骨左缘第 2 ~ 3 肋间，声束垂直于左室长轴切面，主动脉瓣水平再向上倾斜。

观察结构：右室流出道、主动脉根部、右房、三尖瓣隔瓣、肺动脉、左右肺动脉分支、降主动脉等结构及血流情况，右室流出道、肺动脉及分支大小、肺动脉瓣形态及活动，三尖瓣隔瓣位置，右室流出道及肺动脉瓣上肺动脉有无异常结构和异常回声，左、右肺动脉分叉处与降主动脉之间有无异常通道（图 1-3-6）。

1.3.3 左室短轴切面

1.3.3.1 二尖瓣水平

扫查位置：胸骨左缘第 3 ~ 4 肋间，声束垂直于左室长轴切面，斜向后方。

观察结构：右室、室间隔、左室、二尖瓣、三尖瓣隔瓣等结构，主要观察二尖瓣回声、活动情况、瓣口面积，室壁厚度及活动（图 1-3-7）。

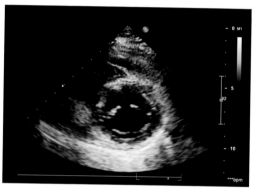

(A) 二尖瓣水平左室短轴切面二维超声

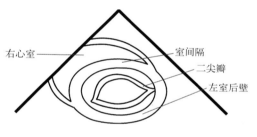

右心室 ———— 室间隔
———— 二尖瓣
———— 左室后壁

(B) 二尖瓣水平左室短轴切面二维超声示意图

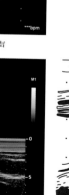

(C) 二尖瓣水平左室短轴切面M型超声心动图

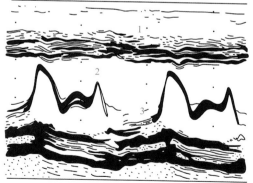

(D) 二尖瓣水平左室短轴切面M型超声示意图

图1-3-7　二尖瓣水平左室短轴切面超声

1—右室；2—室间隔；3—二尖瓣

1.3.3.2 二尖瓣乳头肌水平

扫查位置：胸骨左缘第 3 ～ 4 肋间，声束垂直于左室长轴切面，稍向心尖。

观察结构：右室、左室、室壁、二尖瓣乳头肌，左室壁活动是否协调、二尖瓣乳头肌位置及数目（图 1-3-8）。

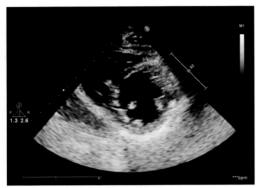

(A) 二尖瓣乳头肌水平左室短轴切面二维超声

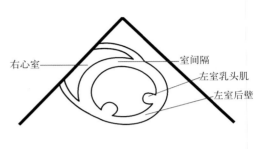

(B) 二尖瓣乳头肌水平左室短轴切面二维超声示意图

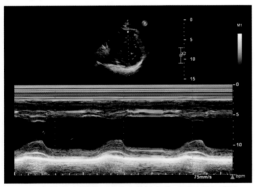

(C) 二尖瓣乳头肌水平左室短轴切面M型超声心动图

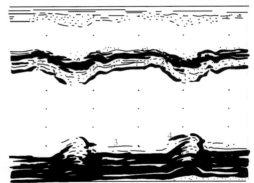

(D) 二尖瓣乳头肌水平左室短轴切面M型超声心动图示意图

图1-3-8 二尖瓣乳头肌水平左室短轴切面超声

1—右室；2—室间隔；3—左室；4—左室后壁

1.3.3.3 心尖段

扫查位置：胸骨左缘第 3 ～ 4 肋间，声束垂直于左室长轴切面，稍向心尖。

观察结构：右室心尖部，左室前壁、室间隔、侧壁、下壁之心尖段结构及活动情况，心尖部室腔内有无异常回声（图 1-3-9）。

1.3.4 心尖区切面

1.3.4.1 心尖四腔心切面

扫查位置：左锁骨中线第 5 肋间或心尖搏动处，声束向右肩。

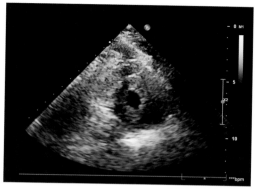
(A) 心尖段左室短轴切面二维超声

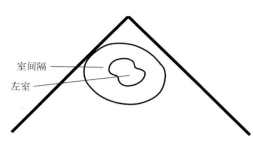
(B) 心尖段左室短轴切面二维超声示意图

图1-3-9　心尖段左室短轴切面二维超声

观察结构：左右心房及左右心室的大小，二尖瓣、三尖瓣回声及活动情况，以及房间隔与室间隔连续性、十字交叉结构完整性、肺静脉入口数目和血流波形、心腔内有无异常回声、室壁运动情况、心包有无积液等（图1-3-10）。

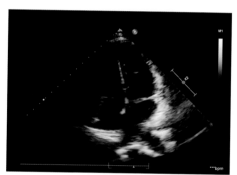
(A) 心尖四腔心切面二维超声

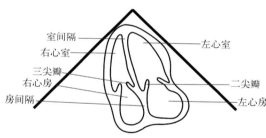
(B) 心尖四腔心切面二维超声示意图

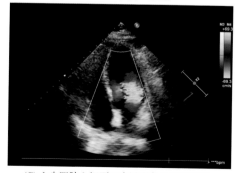
(C) 心尖四腔心切面二尖瓣彩色多普勒超声

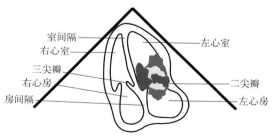
(D) 心尖四腔心切面二尖瓣彩色多普勒超声示意图

图1-3-10　心尖四腔心切面超声

1.3.4.2　心尖五腔心切面

扫查位置：心尖搏动处，声束在心尖四腔切面基础上略向上倾斜。

观察结构：房、室大小，左室流出道有无异常结构，室间隔与主动脉的连续性，二尖瓣、三尖瓣、主动脉瓣的结构与血流情况，肺静脉左房入口（图1-3-11）。

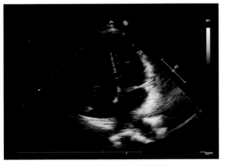
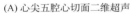
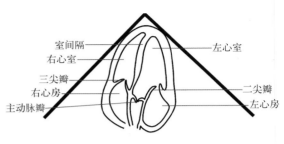

(A) 心尖五腔心切面二维超声　　　　　　　(B) 心尖五腔心切面二维超声示意图

图1-3-11　心尖五腔心切面二维超声

1.3.4.3　心尖两腔心切面

扫查位置：心尖搏动处，声束在心尖四腔切面基础上转动90°。

观察结构：显示左房、左室，观察左室前壁、左室下壁、心尖部厚度和运动情况，二尖瓣及乳头肌结构，二尖瓣血流情况（图1-3-12）。

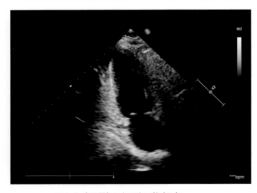
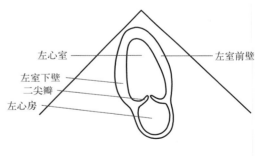

(A) 心尖两腔心切面二维超声　　　　　　　(B) 心尖两腔心切面二维超声示意图

图1-3-12　心尖两腔心切面二维超声

1.3.4.4　心尖三腔心切面

扫查位置：心尖搏动处，声束在心尖两腔心切面基础上逆时针旋转30°。

观察结构：显示左房、左室、主动脉，观察前室间隔、左室下侧壁厚度和活动情况，观察主动脉前壁与室间隔连续性、左室流出道及主动脉瓣的血流情况、二尖瓣回声及活动情况（图1-3-13）。

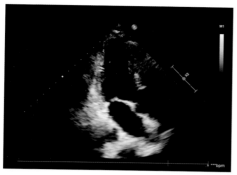

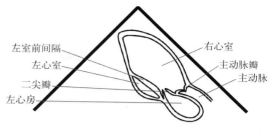

左室前间隔
左心室
二尖瓣
左心房

右心室
主动脉瓣
主动脉

(A) 心尖三腔心切面二维超声

(B) 心尖三腔心切面二维超声示意图

图1-3-13　心尖三腔心切面二维超声

1.3.5　剑突下切面

1.3.5.1　剑突下四腔心切面

扫查位置：平卧位，探头置于剑突下，声束向上，取冠状切面。

观察结构：左右房室大小，房间隔、室间隔的连续性，重点观察房间隔的连续性，是否有缺损及分流（图 1-3-14）。

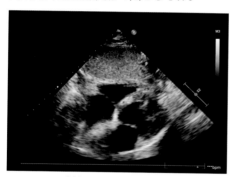

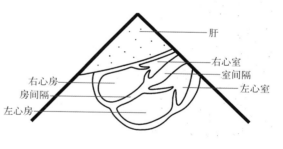

右心房
房间隔
左心房

肝
右心室
室间隔
左心室

(A) 剑突下四腔心切面二维超声

(B) 剑突下四腔心切面二维超声示意图

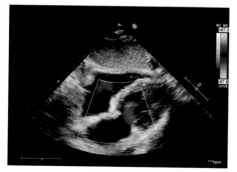

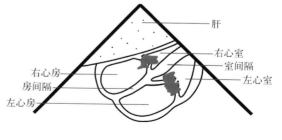

右心房
房间隔
左心房

肝
右心室
室间隔
左心室

(C) 剑突下四腔心切面彩色多普勒超声

(D) 剑突下四腔心切面彩色多普勒超声示意图

图1-3-14　剑突下四腔心切面超声

1.3.5.2 剑突下两腔心切面

扫查位置：平卧位，探头置于剑突下，声束向上，在剑突下四腔心切面的基础上旋转探头。

观察结构：左房、右房大小，重点观察房间隔的连续性、是否有缺损及分流（图1-3-15）。

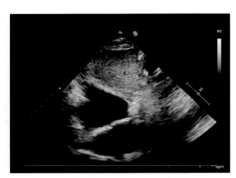
(A) 剑突下两腔心切面二维超声

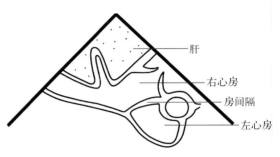
(B) 剑突下两腔心切面二维超声示意图

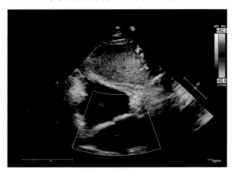
(C) 剑突下两腔心切面彩色多普勒超声

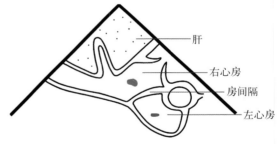
(D) 剑突下两腔心切面彩色多普勒超声示意图

图1-3-15　剑突下两腔心切面超声

1.3.6　胸骨上窝主动脉弓长轴切面

扫查位置：平卧位，头后仰，探头置于胸骨上窝，指向心脏，平面与主动脉弓长轴平行，稍向右倾。

观察结构：显示主动脉弓及三根主要分支、肺动脉，主要用于多切面显示主动脉瓣上狭窄、主动脉瘤、主动脉缩窄、主动脉弓离断、动脉导管未闭等（图1-3-16）。

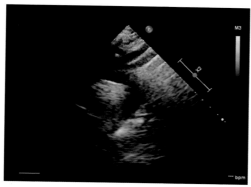

(A) 胸骨上窝主动脉弓长轴切面二维超声

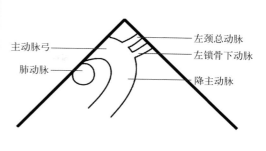

左颈总动脉
主动脉弓
左锁骨下动脉
肺动脉
降主动脉

(B) 胸骨上窝主动脉弓长轴切面二维超声示意图

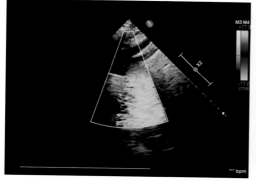

(C) 胸骨上窝主动脉弓彩色多普勒超声

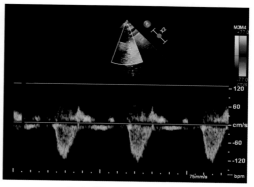

(D) 降主动脉近段频谱多普勒超声

图1-3-16　胸骨上窝主动脉弓长轴切面超声

第2部分

常见心血管疾病的超声检查

2.1 高血压心脏病

【临床特点】

高血压心脏病是由于长期血压升高，使左心室负荷逐渐加重，左心室因代偿而逐渐肥厚和扩张形成的器质性病变，是最常见的心血管疾病。临床上分为原发性高血压心脏病和继发性高血压心脏病。患者早期可有头晕、头胀、胸闷、乏力、失眠等症状，严重时可出现劳累性呼吸困难，甚至端坐呼吸。

【扫查要点与标准扫查手法】

重点于胸骨旁左室长轴切面、左室短轴切面观察室间隔与左室后壁是否增厚，左房、左室内径有无扩大，心肌回声有无异常改变。

【断面显示】

见图 2-1-1。

【超声诊断】

（1）左房扩大，主动脉窦部、升主动脉增宽甚至瘤样扩张，主动脉搏幅减低，重搏波减低甚至消失［图 2-1-2（A）、（B）］。

（2）左心室肥厚 左室壁向心性、对称性肥厚，室间隔、左室后壁厚度≥ 12mm；左室腔正常或增大，心肌收缩活动较正常增强。晚期左室壁可以不对称性增厚或不增厚，左室左房腔扩大，左室壁运动减低，整体收缩功能下降［图 2-1-2（C）～（F）］。

（3）瓣膜可增厚、钙化，出现瓣膜反流，以主动脉瓣和二尖瓣较为常见［图 2-1-2（G）］。

（4）室间隔肥厚可导致左室流出道梗阻，左室流出道血流速度加快（狭窄程度多较轻）。

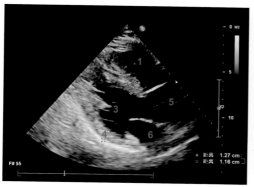

(A) 胸骨旁左室长轴切面显示室间隔和左室后壁肥厚
1—右室；2—室间隔；3—左室；4—左室后壁；
5—主动脉；6—左房

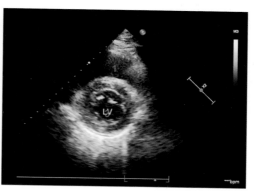

(B) 左室短轴切面显示左室心肌对称性肥厚
1—右室；2—室间隔；3—左室

图2-1-1　高血压心脏病超声标准切面图

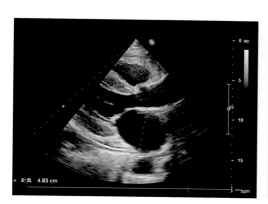

(A) 胸骨旁左室长轴切面二维超声

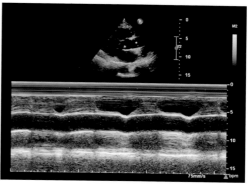

(B) 主动脉根部M型超声心动图

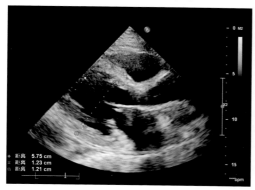

(C) 胸骨旁左室长轴切面二维超声

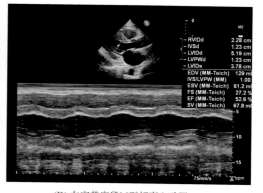

(D) 左室基底段M型超声心动图

图2-1-2

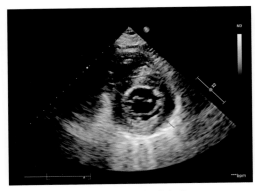

(E) 左室短轴切面二维超声

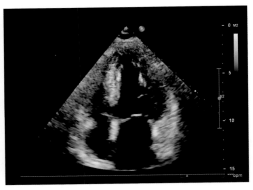

(F) 心尖四腔心切面二维超声

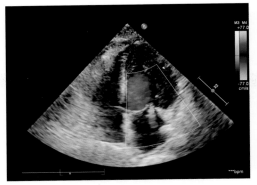

(G) 心尖四腔心切面二尖瓣彩色多普勒超声

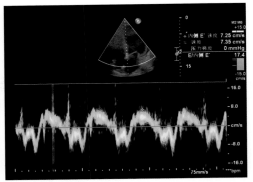

(H) 二尖瓣环组织频谱多普勒超声

图2-1-2 高血压心脏病

（A）示左房增大，左室壁增厚；（B）示主动脉重搏波减低；（C）示左室稍增大，左室壁增厚；（D）示左室壁增厚；（E）示左室心肌对称性肥厚（→）；（F）示左室壁对称性增厚；（G）彩色多普勒显示二尖瓣反流信号；（H）示左室舒张功能减低（E/e'=17）

（5）左室舒张功能受损　E/A<1，e'/a'<1，E/e'＞15［图2-1-2（H）］（备注：E/A指二尖瓣口频谱 E 峰与 A 峰的比值；e'/a' 指二尖瓣环组织多普勒 e' 与 a' 的比值；E/e'指二尖瓣口频谱 E 峰与二尖瓣环组织多普勒 e' 峰的比值）。

【鉴别诊断】

（1）肥厚型心肌病　肥厚型心肌病多为非对称性的室壁肥厚，也可呈对称性肥厚，室壁肥厚程度较高血压病更明显，其心肌回声增强，分布不均，多呈颗粒状或毛玻璃样，心腔可缩小；高血压所致的左室肥厚多为对称性，其心肌回声多正常，心腔多增大。

（2）左室流出道狭窄　左室流出道、主动脉瓣和主动脉狭窄（缩窄）均可导致左室壁肥厚。

（3）运动员心脏　运动员心脏左室壁可增厚，左室腔扩大，心脏收缩和舒张功能正常，有运动员身份或经历。

2.2 肺源性心脏病

【临床特点】

肺源性心脏病主要是由支气管 - 肺组织病变或肺动脉及其分支病变引起肺动脉高压所导致的心脏病。根据起病缓急和病程长短可分为急性肺源性心脏病和慢性肺源性心脏病，临床上以慢性肺源性心脏病多见。

急性肺源性心脏病起病急骤，患者出现呼吸困难、胸痛、窒息感，严重者出现烦躁不安、出冷汗、神志障碍、晕厥、发绀、休克。

慢性肺源性心脏病主要是慢性阻塞性肺疾病（慢阻肺）的表现，患者有明显肺气肿表现，出现桶状胸、颈静脉怒张、心界下移、剑突下有明显心脏冲动等，失代偿期出现呼吸困难、胸闷、心悸和窒息感，甚至休克死亡。因心界下移，部分患者于胸骨旁切面探查不清，仅能于剑突下切面探查。

【扫查要点与标准扫查手法】

于胸骨旁左室长轴切面、心尖四腔心切面、肺动脉长轴切面等显示房室腔的大小、肺动脉的宽度、室间隔活动、瓣膜开放关闭情况，评估肺动脉收缩压。

【断面显示】

见图 2-2-1。

【超声诊断】

（1）右心增大，室间隔扁平直，室间隔及左室形成"D"字形改变，左室内径正常或缩小，室间隔增厚，右室流出道、肺动脉增宽。

（2）右室前壁增厚（厚度 >5mm），搏动增强。

（3）三尖瓣反流，肺动脉瓣反流。

（4）肺动脉高压（右室压 >35mmHg）

（5）心律失常　多表现为房性早搏及阵发性室上性心动过速，也可有心房扑动及心房颤动。

肺源性心脏病超声声像见图 2-2-2。

【鉴别诊断】

（1）先天性心脏病导致的右心增大和肺动脉高压　有先天性心脏畸形。

（2）风湿性心脏瓣膜病导致的右心增大和肺动脉高压　有瓣膜病改变。

（3）特发性肺动脉高压　排除其他疾病的不明原因肺动脉高压，预后较差。

（4）扩张型心肌病　肺源性心脏病心脏显著扩大者也需要与扩张型心肌病鉴别，后者表现为全心功能衰竭，但往往以左心功能衰竭发病，超声表现是以左心室扩张为主的全心扩大。

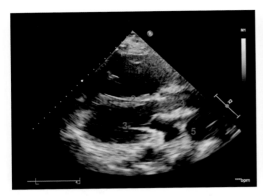

(A) 胸骨旁左室长轴切面二维超声

1—右心室；2—室间隔；3—左心室；
4—主动脉；5—左心房

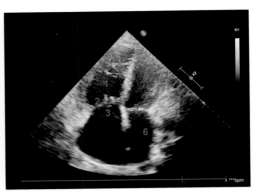

(B) 心尖四腔心切面二维超声

1—右心室；2—三尖瓣；3—右心房；
4—左心室；5—二尖瓣；6—左心房

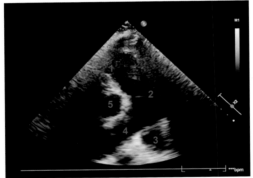

(C) 肺动脉长轴切面二维超声

1—右心室；2—肺动脉；3—左肺动脉；
4—右肺动脉；5—主动脉

图2-2-1 肺源性心脏病超声标准切面图

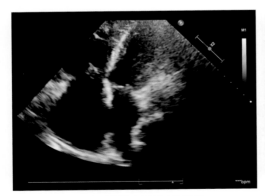

(A) 心尖四腔心切面二维超声

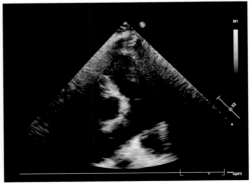

(B) 肺动脉长轴切面二维超声

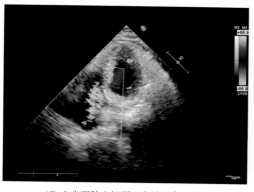

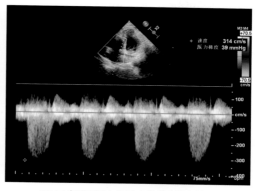

(C) 心尖四腔心切面三尖瓣彩色多普勒　　　　　　(D) 三尖瓣反流之连续多普勒血流频谱

图2-2-2　肺源性心脏病

（A）示右房室腔增大；（B）示肺动脉内径增宽；（C）示收缩期三尖瓣反流信号；（D）连续多普勒测量收缩期三尖瓣口反流速度和压差，评估肺动脉收缩压

2.3　瓣膜病

2.3.1　二尖瓣病变

【临床特点】

二尖瓣病变包括二尖瓣狭窄与二尖瓣关闭不全。

二尖瓣狭窄是由慢性或反复发作的病变引起的二尖瓣瓣膜增厚、钙化和挛缩，交界处融合，瓣膜开放受限，多由风湿热、瓣膜退行性病变所致，系统性红斑狼疮和先天性瓣膜狭窄是比较少见的病因。狭窄早期一般无明显症状，合并左心衰竭时出现阵发性呼吸困难、咳粉红色痰、不能平卧等症状，合并右心衰竭时可出现面部、下肢水肿、腹水、腹胀等症状；严重者查体见二尖瓣面容，心尖区可闻及舒张期杂音。

二尖瓣关闭不全是指在收缩期二尖瓣前后叶对合不良，部分左心室的血液经过二尖瓣口反流入左房。二尖瓣关闭不全是成年人最常见的获得性瓣膜疾病。轻度二尖瓣关闭不全患者通常无明显症状，急性二尖瓣重度关闭不全患者可出现阵发性呼吸困难、端坐呼吸、咳嗽、咳粉红色泡沫痰等急性左心衰竭症状，慢性二尖瓣关闭不全患者可以在很长时间内没有症状，后期出现进行性加重的劳力性呼吸困难。

【扫查要点与标准扫查手法】

重点于胸骨旁左室长轴切面及二尖瓣水平短轴切面、心尖四腔心切面、心尖两腔心切面、心尖三腔心切面等观察二尖瓣瓣叶及其附属结构的活动，彩色多普勒超声显示二尖瓣狭窄于瓣口舒张期见红色为主五彩镶嵌血流信号，二尖瓣关闭不全于收缩期二尖瓣上左房侧可见蓝色为主的彩色血流信号。

【断面显示】

见图 2-3-1。

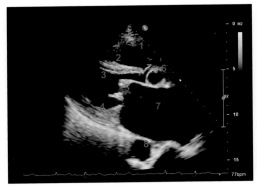

(A) 胸骨旁左室长轴切面二维超声

1—右心室；2—室间隔；3—左心室；4—左室后壁；
5—二尖瓣；6—主动脉；7—左心房；8—胸主动脉

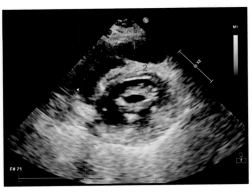

(B) 二尖瓣水平短轴切面二维超声

1—右心室；2—室间隔；3—二尖瓣前叶；
4—二尖瓣后叶；5—左室后壁

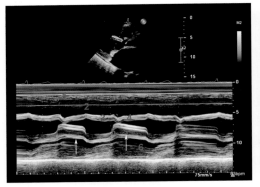

(C) 二尖瓣M型超声心动图

1—右心室；2—室间隔；3—左心室；
4—二尖瓣前叶波形（城墙样改变，➡️）；
5—二尖瓣后叶波形；6—左室后壁

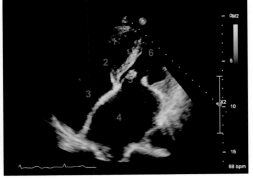

(D) 心尖四腔心切面二维超声

1—右心室；2—三尖瓣；3—右心房；
4—左心房；5—二尖瓣；6—左心室

图2-3-1 二尖瓣狭窄超声标准切面图

【超声诊断】

（1）二尖瓣狭窄

① 左房增大。

② 二尖瓣增厚，以瓣尖明显，交界部粘连，瓣膜开放受限，瓣口变小，舒张期呈

圆顶样运动，二尖瓣短轴开口变小呈小鱼嘴样。

③ 瓣尖活动度明显减低，M 型超声显示二尖瓣前、后叶同向运动，前叶 EF 斜率减低甚至消失，呈城墙样改变。

④ 二尖瓣口血流速度加快，可根据二尖瓣口血流平均压差和 E 峰下降的压力减半时间（PHT）判断狭窄程度（表 2-3-1）。

⑤ 主要类别

a. 风湿性二尖瓣狭窄：瓣膜增厚（瓣尖为主）、钙化、回声增强，交界部粘连。

b. 瓣膜退行性病变：瓣膜增厚、钙化，多发于瓣膜根部及瓣环部，瓣下腱索与瓣尖无明显融合。

c. 先天性病变：先天性病变所致的二尖瓣开放受限，瓣膜本身纤细，无钙化与交界部粘连。

表 2-3-1　二尖瓣狭窄程度分级

狭窄度	轻度	中度	重度
瓣叶面积/cm²	>1.5	1.0～1.5	<1.0
平均压差/mmHg	<5	5～10	>10
PHT/ms	<150	150～220	>220

注：所有心率均为窦性心律，60～80次/min。

（2）二尖瓣关闭不全

① 不同病因引起的二尖瓣关闭不全的共同特点是收缩期二尖瓣前后瓣叶间可见大小不等的关闭裂隙。

② CDFI 于二尖瓣心房侧探及中心性或偏心性的反流信号。

③ 主要类别

a. 风湿性心脏病二尖瓣关闭不全：瓣膜增厚、僵硬，以瓣尖明显，多合并二尖瓣狭窄。

b. 腱索断裂和二尖瓣脱垂所致的二尖瓣关闭不全：腱索连续性中断，断端随瓣叶呈挥鞭样运动，脱垂的二尖瓣瓣叶收缩期呈弯钩样脱向左房，超过瓣环连线 2mm 以上。

c. 感染性心内膜炎所致的二尖瓣关闭不全：赘生物是其特征性表现，部分可出现二尖瓣穿孔或瓣膜瘤。

d. 缺血性二尖瓣关闭不全：多发生于心肌梗死后，瓣膜脱垂或对合错位，并可见节段性的室壁运动异常。

e. 先天性病变所致的二尖瓣关闭不全：如房室隔缺损合并二尖瓣瓣叶裂（最常见），多见于二尖瓣前叶，瓣叶裂隙可从边缘延伸到瓣膜根部，二尖瓣短轴水平可见吊桥样改变。

二尖瓣病变超声声像见图 2-3-2 ～图 2-3-4。

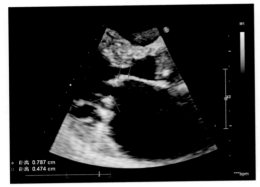

(A) 胸骨旁左室长轴切面二维超声

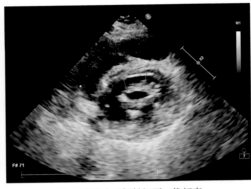

(B) 二尖瓣水平短轴切面二维超声

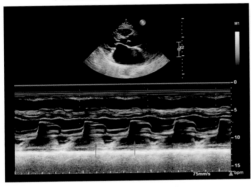

(C) 二尖瓣的M型超声心动图

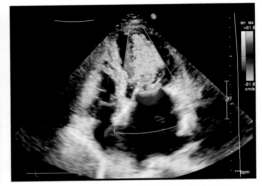

(D) 心尖四腔心切面二尖瓣彩色多普勒超声

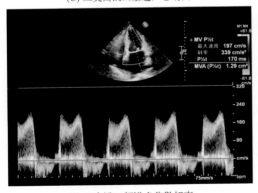

(E) 二尖瓣口频谱多普勒超声

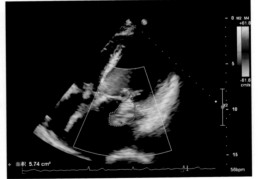

(F) 心尖四腔心切面二尖瓣彩色多普勒超声

图2-3-2　风湿性心脏病二尖瓣病变

（A）示二尖瓣瓣叶增厚，以瓣尖明显，舒张期瓣叶开放幅度明显减低，呈圆顶样改变（→）；（B）示二尖瓣瓣叶增厚，二尖瓣瓣口面积明显缩小，呈小鱼嘴样（→）；（C）示二尖瓣M型超声波形呈城墙样改变（→）；（D）示二尖瓣口舒张期五彩湍流血流信号；（E）以压力减半时间法（PHT）估测二尖瓣狭窄程度；（F）示收缩期二尖瓣左房侧蓝色反流信号

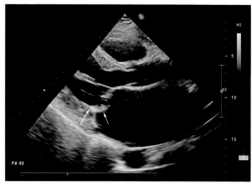

(A) 胸骨旁左室长轴切面二维超声

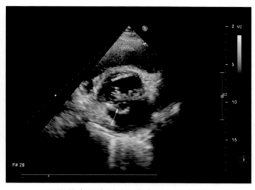

(B) 胸骨旁二尖瓣水平短轴切面二维超声

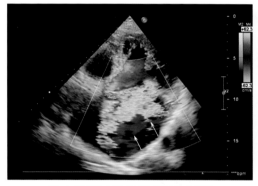

(C) 心尖四腔心切面二尖瓣彩色多普勒

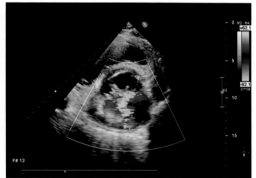

(D) 二尖瓣水平短轴切面彩色多普勒

图2-3-3　二尖瓣脱垂

（A）示二尖瓣后叶脱垂（→）；（B）示二尖瓣后叶脱垂（→）；（C）示二尖瓣偏心性大量反流（→）；（D）示脱垂部位反流血流信号

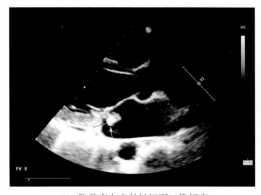

(A) 胸骨旁左室长轴切面二维超声

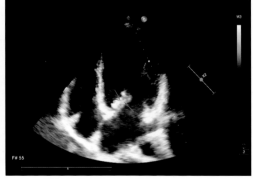

(B) 心尖四腔心切面二维超声

图2-3-4

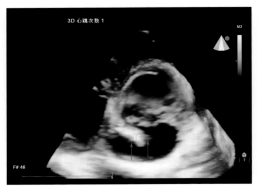

(C) 二尖瓣三维超声

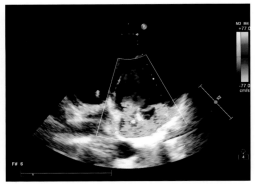

(D) 二尖瓣口左室短轴切面彩色多普勒超声

图2-3-4 感染性心内膜炎（二尖瓣赘生物）

（A）示左房、左室增大，二尖瓣回声增粗，前叶瓣尖部可见不规则高回声团（赘生物）在瓣口来回甩动（→）；（B）示左房、左室增大，二尖瓣回声增粗，前叶瓣上多发不规则高回声团（赘生物）（→）；（C）示二尖瓣上高回声团（赘生物）（→）；（D）示瓣上多束宽大反流信号，考虑合并瓣膜穿孔可能

2.3.2 主动脉瓣病变

【临床特点】

主动脉瓣病变主要包括主动脉瓣狭窄与主动脉瓣关闭不全。

主动脉瓣狭窄最常见的病因为风湿性、先天性和退行性改变，约1/3患者表现为活动后心悸、气短、胸痛、阵发性呼吸困难等症状，胸骨右缘第2肋间可触及收缩期震颤，可闻及收缩期主动脉瓣喷射性杂音，多在Ⅲ级以上。

主动脉瓣关闭不全可分为获得性和先天性，常见原因包括风湿性心脏瓣膜病、瓣膜退行性变、感染性心内膜炎、先天性主动脉瓣畸形、主动脉瓣脱垂、马方综合征、大室间隔缺损、主动脉夹层、主动脉窦瘤等，急性重度主动脉瓣反流主要症状是心力衰竭或肺水肿，慢性疾病患者可没有症状，重度反流者可出现气短、端坐呼吸等，胸骨右缘第2肋间可闻及舒张期杂音，心尖搏动向左下移位。

【扫查要点与标准扫查手法】

重点于胸骨旁左室长轴切面及主动脉短轴切面、心尖五腔心切面、心尖三腔心切面观察主动脉瓣瓣叶的活动，主动脉瓣狭窄CDFI显示收缩期主动脉瓣口五彩镶嵌高速射流束，主动脉瓣关闭不全显示左室流出道内出现起自主动脉瓣环的舒张期反流信号。

【断面显示】

见图2-3-5。

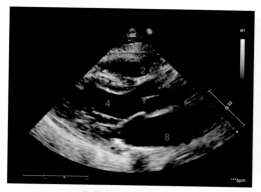

(A) 胸骨旁左室长轴切面二维超声

1—右室前壁；2—右心室；3—室间隔；4—左心室；
5—左室后壁；6—主动脉；7—主动脉瓣；8—左心房

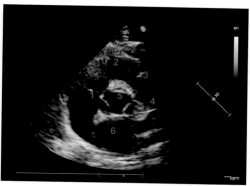

(B) 主动脉短轴切面二维超声

1—右心房；2—右心室；3—肺动脉瓣；4—肺动脉；
5—主动脉瓣；6—左心房

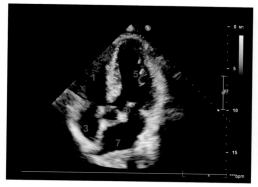

(C) 心尖五腔心切面二维超声

1—右心室；2—三尖瓣；3—右心房；4—房间隔；
5—左心室；6—二尖瓣；7—左心房

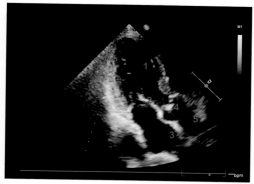

(D) 心尖三腔心切面二维超声

1—左心室；2—二尖瓣；3—左心房；4—主动脉瓣；
5—主动脉

图2-3-5　主动脉瓣超声标准切面图

【超声诊断】

（1）主动脉瓣狭窄（表2-3-2）

表2-3-2　主动脉瓣狭窄的诊断标准

项目	主动脉瓣狭窄	轻度	中度	重度
主动脉瓣频谱速度/（m/s）	≥2.5	2.5~3.0	3.0~4.0	>4.0
平均压差/mmHg	—	<20* （<30**）	20~40* （30~50**）	>40* （>50**）
瓣口面积/cm^2	—	>1.5	1.0~1.5	<1.0
瓣口面积指数/（cm^2/m^2）	—	>0.85	0.6~0.85	<0.6
速度比值**	—	>0.5	0.25~0.5	<0.25

*美国心脏学会/美国心脏病学院指南，**欧洲心脏学会指南

**为主动脉瓣狭窄口血流速度与左室流出道的血流速度比值。

① 主动脉瓣增厚，回声增强，开放幅度明显减小。

② 左室壁增厚；升主动脉增宽，管壁回声增强。

③ CDFI 显示主动脉瓣口五彩镶嵌的射流束，连续多普勒测得血流速度明显增快。

④ 主要类别

a. 风湿性主动脉瓣狭窄：瓣叶不同程度的增厚、回声增强，瓣膜变形、僵硬，心底短轴切面舒张期关闭时失去正常的"Y"字形态，开口面积变小、变形，呈不对称性的梅花状。

b. 退行性病变所致的主动脉瓣狭窄：瓣环及瓣叶根部回声增强，一个或多个瓣叶增厚（＞2mm）、回声增强，活动僵硬，严重者可累及瓣体与瓣尖部。

c. 主动脉瓣先天性病变：主动脉瓣单叶瓣、二叶瓣、四叶瓣畸形，瓣膜增厚、钙化，开放受限。

（2）主动脉瓣关闭不全

① 主动脉瓣开放幅度增大，舒张期主动脉瓣关闭时瓣膜闭合处可见裂隙。

② 心底短轴切面示瓣叶边缘增厚变形，闭合线失去正常的"Y"字形。

③ 左心室代偿性增大，左室流出道增宽；主动脉增宽，搏动增强。

④ CDFI 示舒张期左室流出道内见源于主动脉瓣环的反流信号。

⑤ 轻度主动脉瓣反流束仅局限于主动脉瓣下；中度反流束可达二尖瓣前叶瓣尖水平；重度反流束可充填整个左室流出道，可达心尖部。

⑥ 当主动脉瓣反流束朝向二尖瓣前叶时，二尖瓣前叶产生快速扑动。

⑦ 主要类别

a. 风湿性瓣膜病变：主动脉瓣关闭不全多合并有狭窄，此时可见瓣叶增厚、回声增强，瓣口开放幅度减小。

b. 主动脉瓣脱垂：多见于干下型室间隔缺损或瓣膜黏液性变，舒张期主动脉瓣脱入左室流出道，超过主动脉瓣根部附着点的连线以下，反流束呈偏心性。

主动脉瓣病变超声声像见图 2-3-6 ～图 2-3-8。

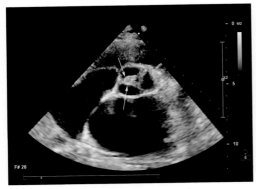

(A) 主动脉短轴切面二维超声

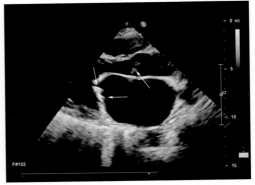

(B) 胸骨旁、左室长轴切面二维超声

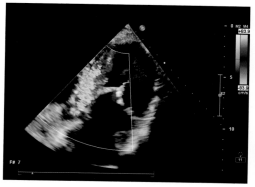
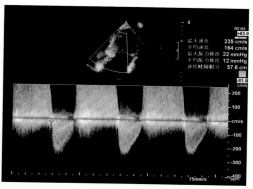

(C) 心尖五腔心切面二维超声　　　　　　　(D) 主动脉瓣口连续多普勒血流频谱

图2-3-6　风湿性心脏病主动脉瓣病变

（A）示主动脉瓣瓣叶不均匀增厚，回声稍增强，瓣叶关闭见缝隙（→）；（B）示主动脉瓣、二尖瓣瓣叶均增厚（→）；（C）示主动脉瓣舒张期反流信号；（D）示主动脉瓣口收缩期血流速度稍增快

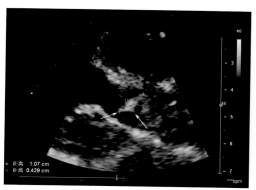
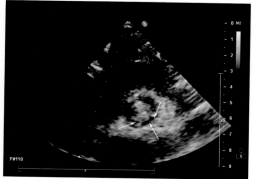

(A) 胸骨旁左室长轴切面二维超声　　　　　(B) 主动脉短轴切面二维超声

图2-3-7　感染性心内膜炎主动脉瓣病变

（A）主动脉瓣上可见条带状高回声团（赘生物）（→）向左室流出道甩动；（B）示主动脉瓣增厚，瓣上多发高回声团（→）

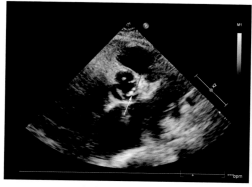
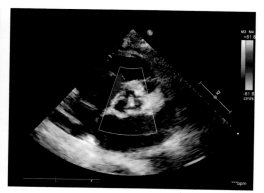

(A) 主动脉短轴切面二维超声　　　　　　　(B) 主动脉短轴切面主动脉瓣彩色多普勒

图2-3-8

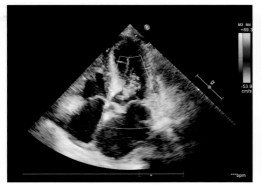
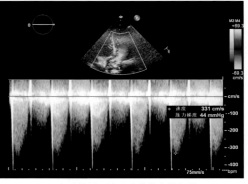

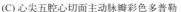

(C) 心尖五腔心切面主动脉瓣彩色多普勒　　(D) 主动脉瓣口连续多普勒血流频谱

图2-3-8　主动脉瓣退行性变

（A）示主动脉瓣瓣环及瓣叶根部回声增强，瓣叶增厚并见钙化（→）；（B）示主动脉瓣瓣叶关闭缝隙舒张期反流信号；（C）示舒张期可见主动脉瓣下反流信号；（D）示主动脉瓣口收缩期高速血流频谱

2.3.3　三尖瓣病变

【临床特点】

三尖瓣病变主要包括三尖瓣狭窄与关闭不全，以三尖瓣关闭不全多见。

三尖瓣狭窄多为器质性病变，以风湿性病变多见，往往合并二尖瓣或主动脉瓣病变，临床上单纯三尖瓣狭窄很少见。部分患者可有明显的腹水、肝大、下肢水肿症状，查体可见颈静脉怒张，听诊时于三尖瓣区可闻及舒张期杂音，杂音低调呈隆隆样，深吸气末则增强。

三尖瓣关闭不全多为功能性病变，可继发于各种可以引起右室扩张、三尖瓣瓣环扩张或右室收缩压升高、肺动脉高压、右心衰竭的心肺疾病等，以风湿性病变最为常见，患者会有二尖瓣狭窄的一系列临床症状；轻到中度三尖瓣关闭不全患者多无明显症状，重度者常有活动后心悸气短、肝大、下肢水肿等症状；听诊时在三尖瓣区可闻及收缩期杂音，杂音多为吹风样，吸气时增强，强度在3/6级以下。三尖瓣反流较重时，杂音较响且粗糙。

【扫查要点与标准扫查手法】

重点于心尖四腔心切面、主动脉短轴切面及右室流入道切面观察三尖瓣瓣叶的活动，三尖瓣狭窄CDFI显示舒张期瓣口五彩镶嵌高速射流束，三尖瓣关闭不全显示右房面出现起自三尖瓣的收缩期反流信号。

【断面显示】

见图2-3-9。

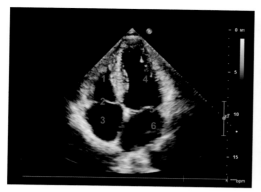
(A) 心尖四腔心切面二维超声
1—右心室；2—三尖瓣；3—右心房；4—左心室；
5—二尖瓣；6—左心房

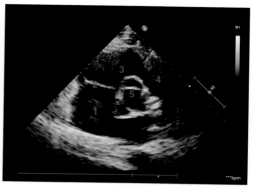
(B) 主动脉短轴切面二维超声
1—右心房；2—三尖瓣；3—右心室；4—肺动脉；
5—主动脉瓣

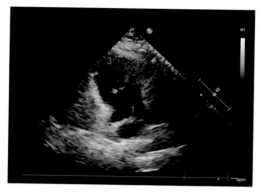
(C) 右室流入道切面二维超声
1—右心房；2—三尖瓣；3—右心室
图2-3-9　三尖瓣超声标准切面图

【超声诊断】

（1）三尖瓣狭窄

① 瓣叶增厚、回声增强，瓣尖明显。

② 舒张期瓣膜开放受限，前叶呈圆顶状改变，M型超声示三尖瓣前叶活动曲线斜率减慢，类似城墙样改变，形态与二尖瓣狭窄相似。

③ 右房扩大，上、下腔静脉增宽。

④ CDFI可见舒张期三尖瓣口以红色为主的五彩镶嵌射流信号进入右室，连续多普勒（CW）测得舒张期高速湍流频谱。

（2）三尖瓣关闭不全

① 三尖瓣瓣叶对合错位或关闭见缝隙。

② CDFI示右房内见收缩期源于三尖瓣口的反流信号，少量时反流束局限于瓣环附近，中量时可达右房中部或后壁，大量时反流束远达右房顶部或进入下腔静脉（图2-3-10）。

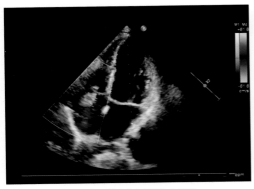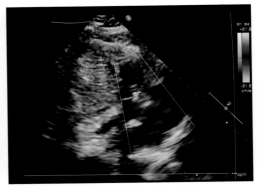

(A) 心尖四腔心切面彩色多普勒 　　　　　　　(B) 右室流入道切面彩色多普勒

图2-3-10　三尖瓣反流

2.4　心肌病

心肌病按病因不同可分为原发性和继发性两种。原发性心肌病是指病变原发于心肌，而不是由于瓣膜病或其他疾病所致的心脏病。继发性心肌病是指已知病因或继发于其他疾病的心肌病。按照病理学分类本病可分为扩张型心肌病、肥厚型心肌病和限制型心肌病，临床上以肥厚型心肌病和扩张型心肌病最为常见。

2.4.1　肥厚型心肌病

【临床特点】

肥厚型心肌病（HCM）是一种原发性心肌病，表现为左室的非扩张性肥厚，常伴有心肌纤维排列紊乱。病变以心肌肥厚为主要特征。本病起病隐匿、缓慢，大多症状轻微，少数劳累或激动后猝死。晚期出现左心衰竭和右心衰竭的症状和体征。心电图特征：非特异性的 ST-T 改变，少数心尖局限性心肌肥厚者可出现巨大倒置 T 波。

HCM 按肥厚部位可分为：①非对称性室间隔肥厚（ASH）；②对称性（向心性）肥厚；③右心室肥厚。非对称性室间隔肥厚按位置又分为：a. 室间隔肥厚，最多见，占90%；b. 室壁中部肥厚；c. 心尖部肥厚；d. 后间隔及左室后壁肥厚。

HCM 按血流动力学分为两型：①非梗阻性肥厚型心肌病；②梗阻性肥厚型心肌病。

【扫查要点与标准扫查手法】

（1）重点于胸骨旁左室长轴切面、左室短轴切面等观察室间隔、左室后壁等各节段回声并测量厚度，判断增厚的心肌是对称性的还是不对称性的。

（2）注意二尖瓣前叶 CD 段有无收缩期向前运动（SAM 征），观察主动脉瓣有无收缩早中期关闭。

（3）于 CDFI 观察左室流出道收缩期血流有无湍流，并测量峰值流速及压差，观察有无二尖瓣反流。

【断面显示】

见图 2-4-1。

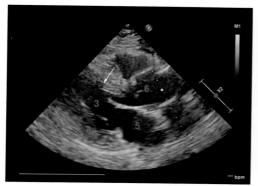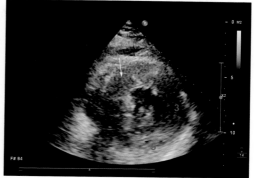

(A) 胸骨旁左室长轴切面二维超声
1—右心室；2—室间隔(→)；3—左心室；
4—左室后壁；5—左心房；6—主动脉

(B) 左室短轴切面二维超声
1—左室前壁；2—室间隔(→)；
3—左室侧壁；4—左心室；5—左室后壁

图2-4-1 肥厚型心肌病超声标准断面图

【超声诊断】

（1）左室壁非对称性肥厚 多见室间隔明显增厚，左室后壁正常或轻度增厚，室间隔厚度＞15mm 或室间隔厚度/左室后壁厚度＞1.3；心室腔正常或缩小，左房可增大。

（2）肥厚的心肌回声增强、不均，呈斑点状、毛玻璃样改变。

（3）左室乳头肌肥厚，位置前移。

（4）梗阻性肥厚型心肌病 狭窄多位于左室流出道或乳头肌水平，狭窄部可见收缩期五彩镶嵌的细窄血流束，血流速度明显增快，压力阶差＞30mmHg 时提示梗阻，频谱形态呈匕首样；二尖瓣 M 型超声心动图可见 SAM 征。

（5）特殊类型 心尖肥厚型心肌病仅表现为心尖肥厚，局部心腔狭小，呈核桃样改变；均匀肥厚型心肌病各切面均可见各室壁明显增厚、回声增强，心腔变小，一般无左室流出道梗阻。

肥厚型心肌病超声声像见图 2-4-2 ～图 2-4-4。

【鉴别诊断】

（1）运动员心脏。

（2）高血压、左室流出道、主动脉瓣狭窄等左室压力负荷过度导致的室壁继发性肥厚。

（3）肺动脉狭窄、法洛四联症、原发性肺动脉高压导致的室间隔肥厚及右室壁肥厚。

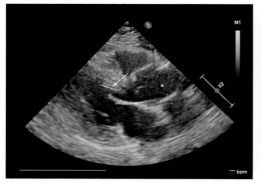

(A) 胸骨旁左室长轴切面二维超声

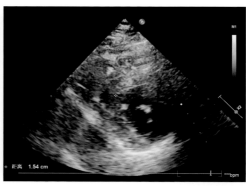

(B) 左室短轴切面二维超声

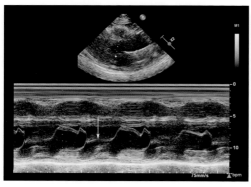

(C) 左室短轴切面二尖瓣水平M型超声心动图

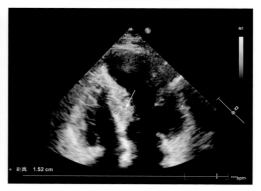

(D) 心尖四腔心切面二维超声

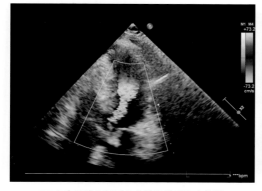

(E) 心尖五腔心切面左室流出道彩色多普勒

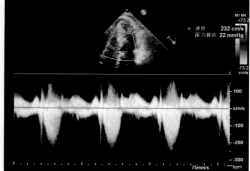

(F) 左室流出道连续多普勒血流频谱

图2-4-2　肥厚型心肌病

（A）示室间隔明显增厚（→），左室后壁稍增厚；（B）示室间隔基底部增厚约15mm；（C）示二尖瓣前叶CD段收缩期前移（SAM征）（→）；（D）示室间隔基底部及中间部增厚（→）；（E）示左室流出道收缩期五彩湍流信号，血流束变窄；（F）示左室流出道血流速度稍加快

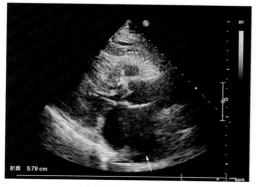

(A) 左室长轴切面二维超声

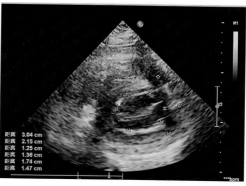

(B) 胸骨旁左室基底部短轴切面二维超声

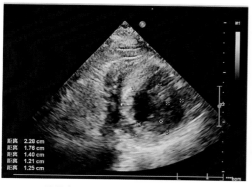

(C) 胸骨旁左室乳头肌短轴切面二维超声

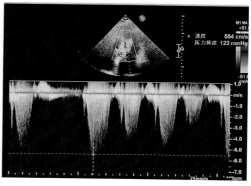

(D) 左室流出道切面连续多普勒血流频谱

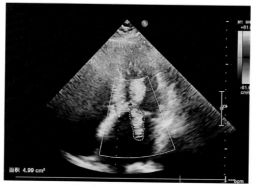

(E) 心尖四腔心切面二尖瓣彩色多普勒

图2-4-3 肥厚型心肌病（梗阻性）

（A）示左房增大（→），室间隔明显增厚；（B）示左室壁（基底段）增厚，以室间隔明显；（C）示左室壁增厚，室间隔厚度/左室后壁厚度>1.3；（D）示左室流出道高速湍流频谱，压差约123mmHg，提示左室流出道重度狭窄；（E）示二尖瓣反流信号

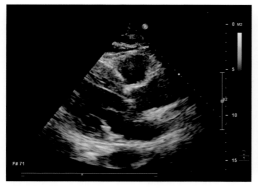

(A) 胸骨旁左室长轴切面二维超声

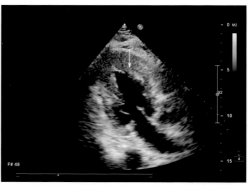

(B) 胸骨旁三腔心切面二维超声

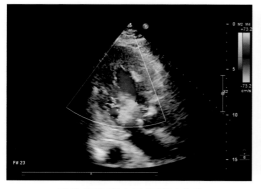

(C) 胸骨旁三腔心切面彩色多普勒

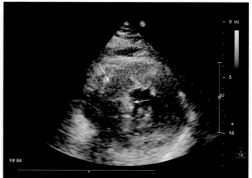

(D) 左室短轴切面二维超声

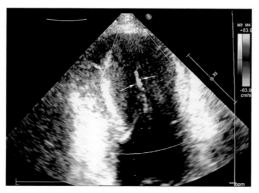

(E) 心尖四腔心切面左室腔彩色多普勒

图2-4-4　肥厚型心肌病（心尖型）

（A）示室间隔基底段及中间段、后壁基底段及中间段无明显增厚，左室流出道无狭窄；（B）示室间隔心尖段、心尖部明显增厚（→）；（C）示左室基底部、左室流出道血流充盈良好，血流通畅；（D）示心尖段室壁明显增厚（→），以室间隔明显；（E）示左室心尖段收缩期室腔呈窄管状（→），室腔血流呈窄条状

【特别提示】

（1）心尖肥厚型心肌病易漏诊，需注意对心尖短轴切面的观察。

（2）测量左室流出道峰值流速时应尽量用频谱多普勒，以避免误将二尖瓣反流速度认定为左室流出道流速。

（3）于左室长轴切面观察附着于室间隔上段基底部宽大的假腱索时，需注意转动探头显示假腱索的长轴近端起始后与室间隔分开，其远端与左室壁或乳头肌相连，心尖四腔切面室间隔厚度正常。

2.4.2　扩张型心肌病

【临床特点】

扩张型心肌病是常见的既有遗传原因又有非遗传原因的混合型心肌病，以心脏的左心室、右心室或双心室扩大和收缩功能障碍等为特征。由于心脏收缩功能损害，出现进行性加重的顽固性充血性心力衰竭和各种心律失常，又称充血型心肌病。

患者早期无不适或症状轻微，随后劳累时出现气急，继之轻微活动后甚至休息状态时出现气急，可见左心衰竭、胸痛、夜间阵发性呼吸困难；晚期出现右心衰竭的症状和体征，可见乏力、咳嗽、胸闷、由下肢开始向上发展的水肿，易发生猝死。

【扫查要点与标准扫查手法】

（1）重点于胸骨旁左室长轴切面、心尖四腔心切面等全面观察心脏各房室腔的增大情况，测量左室后壁和室间隔厚度、搏动幅度，并观察有无附壁血栓和心包积液。

（2）检查二尖瓣、三尖瓣开放幅度、开放速度、开放时间，以及 E 峰与室间隔的距离，可见特征性的钻石样改变。

（3）注意评估心室收缩、舒张功能，彩色多普勒观察房室瓣的反流情况。

【断面显示】

见图2-4-5。

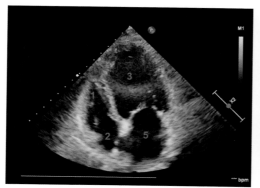
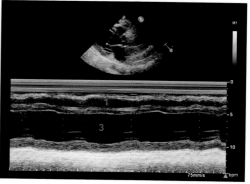

(A) 心尖四腔心切面二维超声（观察房室大小）
1—右心室；2—右心房；3—左心室；4—二尖瓣；
5—左心房

(B) 左室M型超声心动图（观察室壁搏动幅度）
1—右心室；2—室间隔；3—左心室；4—左室后壁

图2-4-5　扩张型心肌病超声标准断面图

【超声诊断】

（1）全心扩大，以左室扩大明显，呈球形改变，常伴有瓣环扩大。

（2）室壁活动幅度弥漫性减低，心室收缩功能减低，射血分数、每搏量、心输出量减低。

（3）运动幅度减低的二尖瓣与明显扩大的左室腔形成"大心腔、小开口"的改变。M型超声心动图二尖瓣曲线可见钻石征，二尖瓣 E 峰至室间隔距离增大。主动脉内径及瓣膜开放幅度减小。

（4）左室乳头肌肥大，向心尖移位，与二尖瓣连接处亦向心尖部移位，导致二尖瓣关闭不全。

扩张型心肌病超声声像见图 2-4-6。

【鉴别诊断】

（1）冠心病　节段性室壁运动异常是两者鉴别的关键，冠心病可合并室壁瘤。多支病变或缺血性心肌病也可以表现为弥漫性的室壁运动减低，与扩张型心肌病较难鉴别。

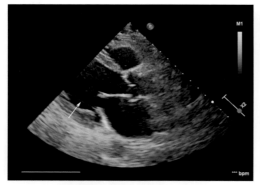

(A) 胸骨旁左室长轴切面二维超声

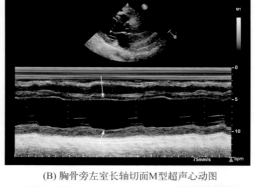

(B) 胸骨旁左室长轴切面M型超声心动图

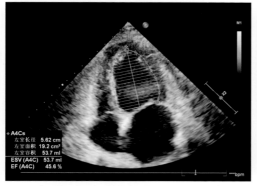

(C) 心尖四腔心切面二维超声（Simpson法测收缩功能）

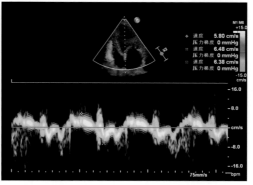

(D) 心尖四腔心切面二尖瓣组织多普勒频谱

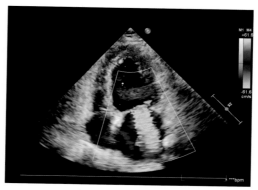

(E) 心尖四腔心切面二尖瓣彩色多普勒

图2-4-6 扩张型心肌病

（A）示左心室腔前后径扩大（→），二尖瓣开放幅度减低；（B）示左室壁运动普遍性减弱（→）；（C）示射血分数（EF）轻度减低；（D）示心肌收缩、舒张运动速度减低；（E）示二尖瓣大量反流信号

（2）器质性心脏瓣膜病或先天性心脏病瓣膜异常 瓣膜脱垂、穿孔引起瓣膜关闭不全或某些先天性心脏病，可导致心脏明显扩大，应该寻找原发性结构异常，其室壁运动多正常。

（3）心肌致密化不全 为罕见的先天性疾病，以过度隆突的肌小梁和深陷其间的隐窝形成网状结构为特征，病变区域外层的致密心肌明显变薄，常伴心腔扩大，病变节段室壁运动减弱，但病变多为局限性，以近心尖部 1/3 室壁节段明显（图2-4-7、图2-4-8）。

【特别提示】

扩张型心肌病患者心脏收缩功能减低明显，左室舒张功能有不同程度的损伤，Ⅰ～Ⅳ级均可发生。当二尖瓣口血流 E/A 比值正常时应注意是否为假性充盈"正常"。

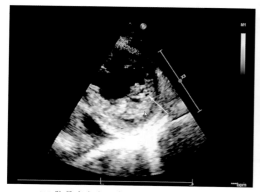

(A) 胸骨旁左室心尖段短轴切面二维超声

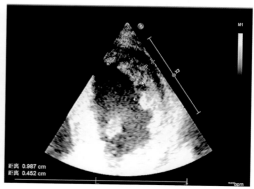

(B) 心尖四腔心切面二维超声

图2-4-7

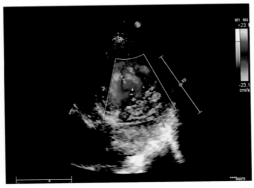

(C) 左室心尖段短轴切面彩色多普勒

图2-4-7　心肌致密化不全（成人）

（A）示侧壁及后壁心肌呈网格状改变（→）；（B）示非致密化心肌/致密化心肌>2；（C）CDFI可探及隐窝间隙内低速血流，并与心腔相通（→）

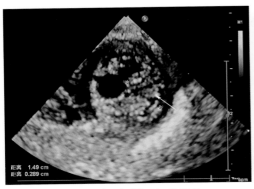

(A) 左室心尖段短轴切面二维超声

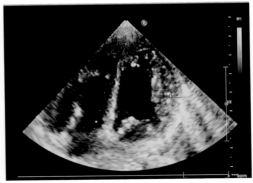

(B) 心尖四腔心切面二维超声

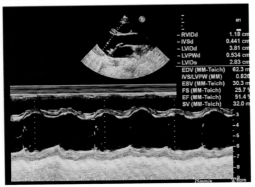

(C) 胸骨旁左室长轴切面M型超声心动图

图2-4-8　心尖部心肌致密化不全（儿童）

（A）示左室心尖部心肌呈网格状改变（→）；（B）可见较明显非致密化组织（→）；（C）示该患者室壁运动幅度降低，左室射血分数（EF）减低

2.4.3 限制型心肌病

【临床特点】

限制型心肌病比较少见，以心内膜和心内膜下心肌纤维化并增厚为主，心室腔缩小，甚至闭塞，心脏舒张期充盈受限，排血量减少，最后为心力衰竭。限制型心肌病患者初期有乏力、食欲不振、不规则发热症状，逐渐出现心悸、头晕及心脏压塞等症状。患者可出现左心衰竭及右心衰竭。

【扫查要点与标准扫查手法】

于胸骨旁左室长轴切面、心尖四腔心切面等检查心脏各房室腔径大小及结构，注重心肌、心内膜回声及运动幅度，观察瓣膜、乳头肌和腱索形态，检查心包是否增厚、回声增强，观察有无心包积液。CDFI 观察有无瓣膜反流，频谱多普勒测定心室舒张功能。

【断面显示】

见图 2-4-9。

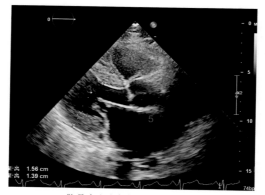

胸骨旁左室长轴切面二维超声

图2-4-9 限制型心肌病超声标准断面图

1—右心室；2—室间隔；3—左心室；4—左室后壁；5—左心房；6—主动脉

【超声诊断】

（1）心内膜增厚，回声致密较强，以心尖尤为明显。

（2）心室腔明显缩小，甚至闭塞，心房扩大，心房内血流缓慢。

（3）心室腔内附壁血栓，腱索缩短增粗，乳头肌回声增强。

（4）下腔静脉和肝静脉增宽。

（5）射血分数（EF）正常或轻度下降。

（6）二尖瓣、三尖瓣关闭不全。

（7）二尖瓣口血流呈限制性充盈障碍表现：E 峰高尖，$E/A > 2.0$（或 > 1.5）；二尖瓣血流减速时间（DT）缩短，$<160ms$；左心室等容舒张时间（IVRT）缩短，$<70ms$。

限制型心肌病超声声像见图 2-4-10。

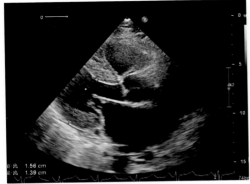

(A) 胸骨旁左室长轴切面二维超声

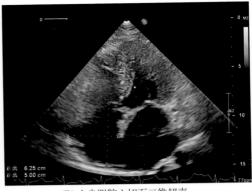

(B) 心尖四腔心切面二维超声

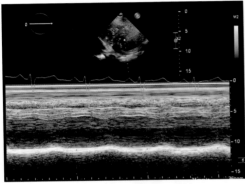

(C) 左室短轴切面M型超声心动图

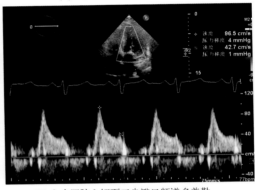

(D) 心尖四腔心切面二尖瓣口频谱多普勒

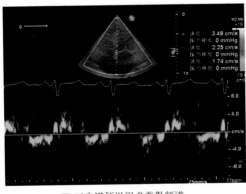

(E) 二尖瓣环组织多普勒频谱

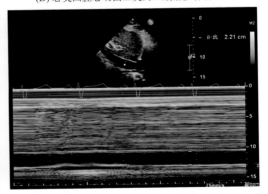

(F) 下腔静脉近段长轴切面M型超声心动图

图2-4-10 限制型心肌病

（A）示左房增大，左室心内膜增厚，回声致密增强； （B）示双心房扩大，左室壁增厚，左室心尖部呈"小核桃征"； （C）示左室壁增厚，室壁活动僵硬，收缩增厚率减低； （D）示二尖瓣口血流频谱，$E/A>2$；（E）示心肌s'波、e'波、a'波均明显减低；（F）示下腔静脉内径增宽，呼吸变异度下降

【鉴别诊断】

（1）限制型心肌病主要需与缩窄性心包炎鉴别 从病变部位、二尖瓣和三尖瓣血流呼吸变异度、组织多普勒频谱、室间隔运动、肺静脉频谱、肝静脉频谱、肺动脉收缩压及心肌应变等方面鉴别。

（2）右心室型限制型心肌病行心尖四腔心切面检查时，需注意与三尖瓣下移畸形鉴别。

（3）注意与其他特异性心肌病，如克山病、心内膜弹力纤维增生症、心脏淀粉样变性、围生期心肌病、尿毒症心肌病、老年性心肌病等相鉴别。

【特别提示】

（1）限制型心肌病多普勒血流图可见舒张期快速充盈突然中止；组织多普勒示心肌运动速度低。

（2）心内膜心肌活检是确诊限制型心肌病的重要手段。通过特征性病理改变，如心内膜心肌纤维化、嗜酸性粒细胞增多性心内膜炎、心脏淀粉样变性和硬皮病等可确诊本病。

2.4.4 致心律失常型右室心肌病

【临床特点】

致心律失常型右室心肌病（ARVC）是一种以反复发作、右室起源的室性心律失常和猝死为主要临床特点的原发性心肌病。该病发病率相对较低。其特征为右室心肌被进行性纤维脂肪组织所替代。常为家族性发病，系常染色体显性遗传。

临床上常见右室起源的室性心律失常、心力衰竭或猝死。心电图特征：右胸导联 $V_1 \sim V_3$ T 波倒置，局限性 QRS 波时限 ≥ 10ms，特征性 ε 波。

【扫查要点与标准扫查手法】

重点于胸骨旁主动脉短轴切面、肺动脉长轴切面、胸骨旁四腔心切面及心尖四腔心切面、胸骨旁右室流出道切面等检查右房室腔径大小及结构，留意右室流出道有无扩大扩张，观察右室壁有无变薄、运动减低。CDFI 观察三尖瓣反流情况，频谱多普勒测定心室舒张功能。

【断面显示】

见图 2-4-11。

【超声诊断】

（1）右室显著扩大，右室壁局限性或广泛变薄，受累右室壁无运动，右室收缩功能明显减低，严重者可形成室壁瘤。

（2）伴有右室流出道扩张。

（3）右房可扩大，左室可正常或轻度异常。

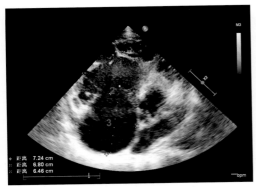

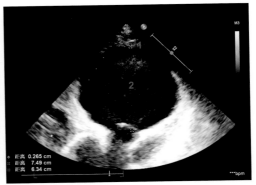

(A) 胸骨旁四腔心切面二维超声　　　　　　　　(B) 胸骨旁右室流出道短轴切面二维超声
1—右心室；2—三尖瓣；3—右心房　　　　　　　1—右室游离壁；2—右心室；3—右心房

图2-4-11　致心律失常型右室心肌病超声标准切面图

（4）下腔静脉和肝静脉增宽。

（5）三尖瓣反流一般较重，峰值流速可显著减低，肺动脉收缩压（PASP）在正常范围。

致心律失常型右室心肌病超声声像见图2-4-12。

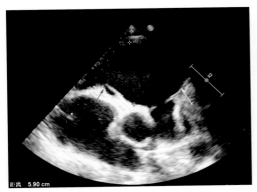

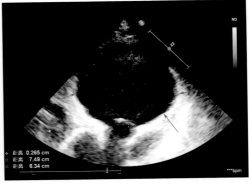

(A) 胸骨旁主动脉短轴切面二维超声　　　　　　(B) 胸骨旁右室流出道短轴切面二维超声

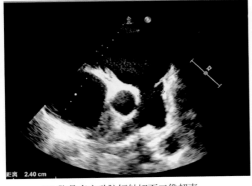

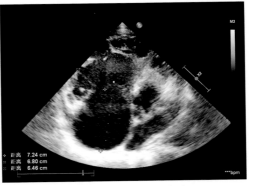

(C) 胸骨旁主动脉短轴切面二维超声　　　　　　(D) 胸骨旁四腔心切面二维超声

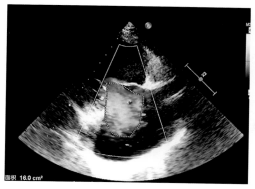

(E) 三尖瓣彩色多普勒

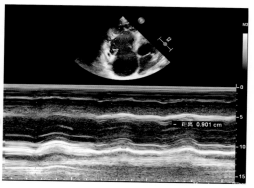
(F) 心尖四腔心切面三尖瓣环M型超声心动图

图2-4-12　致心律失常型右室心肌病

（A）示右室显著扩大（→），右室流出道明显扩张；（B）示右室流出道呈囊袋样扩张，室壁变薄（→）；（C）示肺动脉无明显扩张；（D）示右室、右房明显增大，右室壁变薄；（E）示三尖瓣大量反流；（F）示三尖瓣瓣环位移减低，提示右室收缩功能受损

【鉴别诊断】

（1）分流性疾病　如房间隔缺损、肺静脉异位引流、主动脉窦瘤破入右房、冠状动脉 - 右房瘘等。

（2）导致肺动脉高压的疾病　如肺源性心脏病、肺栓塞。

（3）三尖瓣解剖和功能异常　如埃布斯坦（Ebstein）畸形、三尖瓣发育不良。

【特别提示】

（1）右心室心肌的原发性病变，需与继发性右心增大相鉴别。

（2）部分病例房室大小无明显整体或局限扩张、右室壁厚度正常者超声易漏诊。

（3）理论上诊断该疾病的金标准是心肌活检。

（4）心脏磁共振成像组织分辨率很高，在显示心肌瘢痕方面有其独到的优势。

2.5　心包疾病

2.5.1　心包积液

【临床特点】

心包积液是指由于感染（如结核性、化脓性）和非感染（如风湿性、尿毒症性）引起的心包腔内液体积聚，主要的病理生理改变为心包腔内压力升高，心脏舒张受限，致使体静脉回流受阻，心室充盈及排出量减少，从而引起一系列血流动力学改变。慢性心包积液，即使积液量较大，当心包内压力无显著升高时，患者通常无不适症状；不断增加的心包积液可挤压周围脏器，造成咳嗽、呼吸困难等症状；急性心包腔积液多由外伤性心脏破裂或心包内血管损伤造成心包腔内血液积存，是心脏创伤的急速致死原因，由于心包的弹力有限，急性心包积血达150mL即可限制血液回心和心脏跳动，引起急性循环衰竭，进而导致心脏骤停。

【扫查要点与标准扫查手法】

主要于胸骨旁左室长轴切面、心尖四腔心切面等显示并测量心包积液的深度（在舒张期测量），评估积液量。

【断面显示】

见图2-5-1。

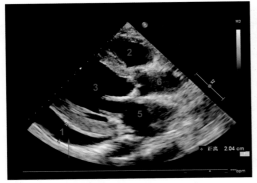 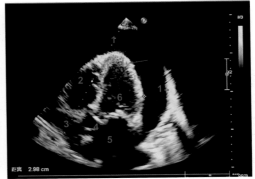

(A) 胸骨旁左室长轴切面二维超声
1—心包积液（→）；2—右心室；3—左心室；
4—左室后壁；5—左心房；6—主动脉

(B) 心尖四腔心切面二维超声
1—心包积液→；2—右心室；3—右心房；
4—主动脉；5—左心房；6—左心室

图2-5-1 心包腔积液标准切面图

【超声诊断】

（1）心包脏层与壁层之间的心包腔可见液性无回声区。

（2）大量心包积液时，心脏在心包腔内可出现摇摆样运动，甚至出现心脏压塞。

（3）心包积液一般做半定量分析，可以分为少量、中量、大量、极大量（图2-5-2～图2-5-4；表2-5-1）。

表2-5-1 不同程度的心包腔积液

不同程度	分布的范围	心包积液宽度/mm	估计液体量/mL
少量	仅分布于后壁、下壁	3～5	50～100
中量	心脏四周可见	5～10	100～500
大量	心脏四周均可见，可出现心脏摆动征	10～20	500～1000
极大量	心脏四周均可见，出现心脏摆动征	>20	>1000

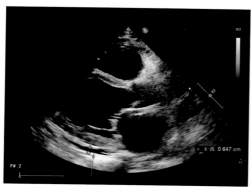
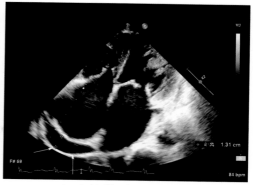

(A) 胸骨旁左室长轴切面二维超声　　　　　　　(B) 心尖四腔心切面二维超声

图2-5-2　心包腔少量积液

（A）示左室后方心包腔内见局限性无回声区（→）；（B）示右房顶部少量液性暗区（→）

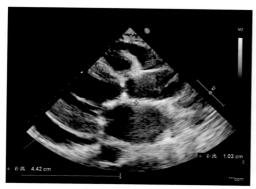
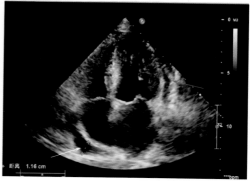

(A) 胸骨旁左室长轴切面二维超声　　　　　　　(B) 心尖四腔心切面二维超声

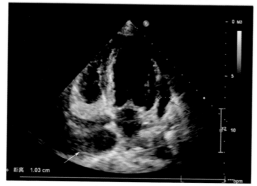

(C) 心尖四腔心切面二维超声

图2-5-3　心包腔中量积液

（A）示左室后方、右室前方心包腔内可见中等量液性暗区包绕心脏（→）；（B）、（C）示右房顶部、左室侧壁旁均可见液性暗区（→）

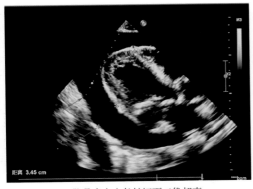
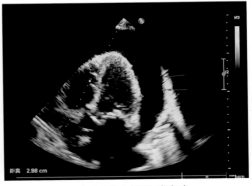

(A) 胸骨旁左室长轴切面二维超声　　　　　　　(B) 心尖四腔心切面二维超声

图2-5-4　心包腔大量积液

（A）示大量液性暗区包绕心脏，左室后壁后方约35mm，右室前方约23mm（→）；　（B）示大量液性暗区包绕心脏，左室侧壁约30mm，心尖部约34mm，右房壁塌陷（→）

【鉴别诊断】

（1）胸腔积液　　胸腔积液位于胸腔内，胸腔内可见漂浮的肺叶组织。另外，心包积液可使降主动脉与心脏的距离加大，而胸腔积液使降主动脉更加靠近心脏。

（2）心包囊肿　　心包囊肿为位于心脏外的无回声区，范围较为局限。

（3）心外脂肪垫　　心脏表面脂肪呈低回声，覆盖于心包壁层表面，多位于心尖部、心室壁前外侧。

【特别提示】

注意调整心脏扫查切面使清晰显示心包积液情况，在舒张期测量液性暗区的深度，评估心包积液量，必要时做好定位以便穿刺抽液。

2.5.2　缩窄性心包炎

【临床特点】

缩窄性心包炎指心包膜因炎症、肿瘤等原因而发生机化、纤维化或钙化，导致心包膜呈不同程度的增厚或钙化，压迫心脏和大血管根部，心脏舒张期充盈受限，导致心排出量减少，心房压增高、体循环和肺循环的静脉回流受阻，出现肝、肺淤血现象。本病可分为弥漫性和局限性两种，其临床表现主要为劳力性呼吸困难、活动耐量下降、消瘦，以及肝大、胸腔积液、腹水等。

【扫查要点与标准扫查手法】

于胸骨旁左室短轴切面、心尖四腔心切面等观察心腔大小、心包膜的厚度和钙化程度及室壁运动情况等。

【断面显示】

见图2-5-5。

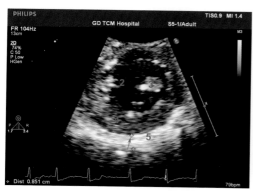 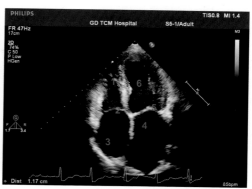

(A) 胸骨旁左室短轴切面二维超声
1—室间隔；2—左心室；3—左室乳头肌；
4—左室后壁；5—增厚之心包（➙）

(B) 心尖四腔心切面二维超声
1—右心室；2—三尖瓣；3—右心房；
4—左心房；5—二尖瓣；6—左心室

图2-5-5　缩窄性心包炎超声标准切面图

【超声诊断】

（1）心包膜不规则增厚，回声增强，可表现为单层或双层、厚薄不均的强回声带，以房室交界处明显，厚度＞3mm，常伴有钙化或心包腔积液。

（2）左房、右房扩大，左室和右室大小正常或缩小，在心尖四腔心切面其外形酷似葫芦状。室间隔运动受心动周期和呼吸周期影响，称为弹跳征。

（3）左房后壁向后移位，左房与左室后壁形成的夹角＜150°。

（4）舒张中晚期左室后壁运动平直，运动幅度＜1mm。

（5）下腔静脉和肝静脉内径增宽，多普勒频谱示其不随呼吸运动而改变，下腔静脉吸气塌陷率＜50%。

（6）多普勒超声显示二尖瓣舒张期血流速度吸气时减慢，呼气时加快；主动脉血流速度吸气时减慢、呼气时加快，左心室射血时间则吸气时减少、呼气时增加。另外常合并心脏瓣膜的关闭不全并反流。

缩窄性心包炎超声声像见图2-5-6。

【鉴别诊断】

限制型心肌病：心内膜增厚，与心肌层分界不清，心包膜无增厚，呼气时二尖瓣和左室流出道的峰值流速变化率<25%，两者鉴别要点具体见表2-5-2。

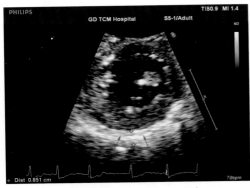

(A) 胸骨旁左室短轴切面二维超声

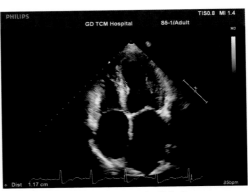

(B) 心尖四腔心切面二维超声

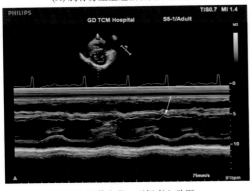

(C) 左室基底段M型超声心动图

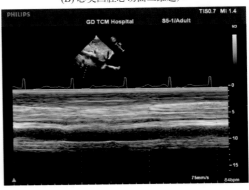

(D) 下腔静脉M型超声心动图

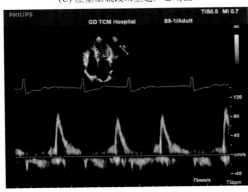

(E) 二尖瓣口频谱多普勒

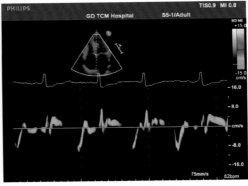

(F) 二尖瓣环组织多普勒频谱

图2-5-6 缩窄性心包炎

（A）示左室后壁后方心包膜增厚（厚约8mm）、回声增强（→）；（B）示左房、右房明显增大，呈葫芦状改变；（C）示室间隔运动受心动周期和呼吸周期影响，运动不规则，称为弹跳征（→）；（D）示下腔静脉增宽，吸气塌陷率＜50%；（E）、（F）示左室舒张功能受限、左室顺应性减低

表2-5-2　缩窄性心包炎和限制型心肌病的鉴别

鉴别要点	缩窄性心包炎	限制型心肌病
病史	心包积液，病情缓慢	病因不明，病情迅速
心包回声	心包膜增厚、回声增强	无变化
心室壁与心内膜	无变化	心肌增厚，心内膜回声增强
心房大小	轻度增大	通常显著增大
室间隔运动	室间隔随呼吸周期和心动周期发生周期性摆动，即弹跳征	不明显
肺动脉高压	不明显	明显
肺静脉血流频谱	吸气时下降，呼气时上升	随呼吸稍有改变
组织多普勒	二尖瓣环平均e'>8.0cm/s，侧壁瓣环e'<间隔瓣环e'	二尖瓣环平均e'<8.0cm/s
二尖瓣血流频谱	受呼吸明显影响，吸气时E峰速度降低，呼气时相反，差别>25%	不受呼吸影响

【特别提示】

注意调整心脏扫查切面，多切面观察心包膜的厚度、钙化程度，以及室壁运动受限情况等。

2.6　心脏占位性病变

2.6.1　心脏黏液瘤

【临床特点】

心脏黏液瘤是成人最常见的原发性良性心脏肿瘤，多发生于心房内（尤以左心房多见），呈息肉状生长，底部可见蒂与心内膜相连。该肿瘤突出至心腔内并因体位变化和血流冲击具有一定的活动度。瘤体容易破裂脱落，引起周围动脉栓塞及脏器梗死。少数患者有家族遗传倾向，属于常染色体显性遗传。其临床表现无特异性，主要为三大主征（全身症状、动脉栓塞、梗阻），其严重程度取决于瘤体的所在位置、大小、生长速度、有无碎片脱落以及瘤体内有无出血、变性或坏死等。

【扫查要点与标准扫查手法】

于胸骨旁左室长轴切面、心尖四腔心切面等尽可能显示实性占位病灶的大小形态、附着的蒂部，同时观察其生长速度、活动度及是否存在堵塞瓣膜口情况。

【断面显示】

见图2-6-1。

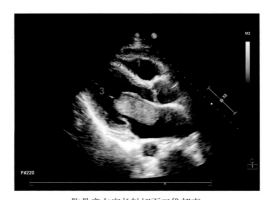

胸骨旁左室长轴切面二维超声

图2-6-1 心房黏液瘤超声标准切面图

1—右心室；2—室间隔；3—左心室；4—二尖瓣后叶；5—左房黏液瘤；6—左心房；7—主动脉

【超声诊断】

（1）二维超声

① 左房大小正常或增大，其内可探及边界清楚、形态规则的实性团块，通常有蒂附着于房间隔卵圆孔边缘处、房室环或瓣膜的心房面上，其蒂粗细不等、长短不一。

② 瘤体多表现为稍高或等回声，内部回声多是均匀分布的。当瘤体内出现出血、坏死或钙化时，瘤体内可出现无回声、低回声等。

③ 瘤体可随心动周期而活动，当蒂较长时，舒张期瘤体往往堵塞瓣膜口，收缩期时又退回左房内。

（2）M型超声

① 于房室瓣口探及云雾状或波纹状回声团块，其活动度较大。

② 收缩期实性病灶退回心房，房室瓣口的云雾状或波纹状回声团消失。

③ 二尖瓣EF斜率降低。

（3）多普勒超声　　CDFI显示心腔内血流充盈缺损，血液沿瘤体周围流动，舒张期部分瘤体可堵塞瓣膜口，最后造成局部流速增快。

心脏黏液瘤超声声像见图2-6-2、图2-6-3。

【鉴别诊断】

（1）心房血栓　　多发生于存在房室瓣狭窄的患者，基本无蒂相连，活动性较差，团块形态较固定，与心房壁贴合较紧密（图2-6-4～图2-6-6）。

（2）房室瓣赘生物　　大多数患者有风湿性心脏病、感染性心内膜炎、先天性心脏病等基础疾病史，陈旧性赘生物表现为瓣叶上强回声团，大小不等，回声大多高于黏液瘤，与瓣叶附着紧密，活动度较小。

（3）房室瓣乳头状瘤　　房室瓣乳头状瘤与瓣叶附着的基底部较宽，便于与瓣叶上黏液瘤相鉴别。

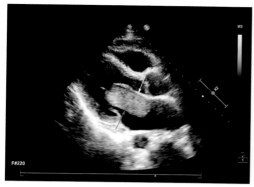

(A) 胸骨旁左室长轴切面二维超声

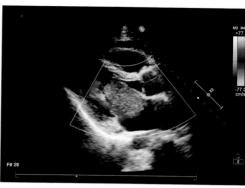

(B) 胸骨旁左室长轴切面彩色多普勒

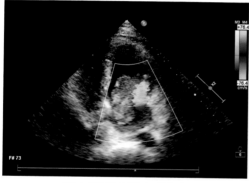

(C) 心尖四腔心切面二维超声

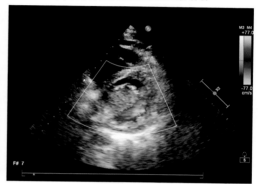

(D) 左房短轴切面彩色多普勒

图2-6-2　左房黏液瘤

（A）示左房内较大类椭圆形实性等回声团块（→），边界清，边缘规整，内回声均匀，活动度较大；（B）、（C）示左房团块血流充盈缺损，周边血流绕行，二尖瓣瓣口血流束变窄；（D）示团块血流充盈缺损，周边血流绕行

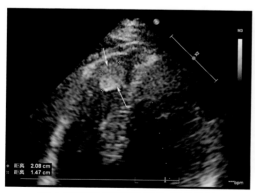

(A) 心尖四腔心切面二维超声（局部放大）

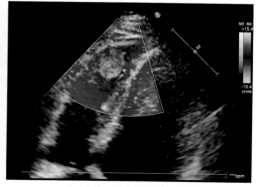

(B) 心尖四腔心切面彩色多普勒

图2-6-3　右室黏液瘤

（A）右室心尖部可见高回声团（→）漂浮于室腔内，大小约23mm×15mm，边界清，边缘规整，内部回声均匀，以短蒂附着于右室游离壁（心尖区）；（B）团块内见斑点状彩流，周边见血流绕行

【特别提示】

检查过程中发现某个心腔存在肿瘤时，需要仔细观察其他心腔有无同时存在肿瘤病变。日常工作中注意调节机器增益及多角度扫查，以免漏掉较小或回声较低的心脏黏液瘤，同时需要注意与心腔血栓相鉴别。

2.6.2　心脏血栓

【临床特点】

心腔内血栓多继发于心脏原发病，发生在心肌病、冠心病和瓣膜病等基础上，经积极治疗干预后血栓体积可变小甚至消失。心室血栓常发生于心肌梗死的室壁运动异常部位或心功能严重受损的心室内，以心尖部尤为常见；而心房血栓多发生于房室瓣狭窄、心房颤动的基础疾病之上。

【扫查要点与标准扫查手法】

于胸骨旁心底短轴切面、左室长轴切面、心尖四腔心切面等切面观察左心耳、心尖部室壁瘤及内部血栓的大小、形态及活动度情况，以及存在是否脱落的风险。

【断面显示】

见图2-6-4。

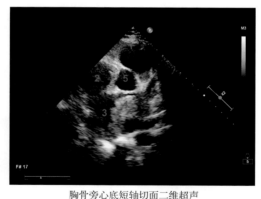

胸骨旁心底短轴切面二维超声

图2-6-4　心脏血栓标准切面图

1—右心室；2—右心房；3—左心房；4—左房血栓；5—主动脉

【超声诊断】

（1）二维超声

① 心房血栓于左心耳较为多见，部分可延伸至房间隔，而心室血栓多位于心肌梗死部位，比如室壁瘤内；血栓可单发或多发，较小的大小约为10mm，大的甚至可占据房、室腔全部。

② 心房血栓表现为椭圆形或不规则形，无蒂部相连，基底部较宽，游离面较大；心室血栓大多附着于左室壁。陈旧性血栓形态不随血流而改变，新鲜血栓则可发生改变，似有浮动感。当存在二尖瓣狭窄时，部分血栓脱落游离于左房内，随血流做无规则活动。

③ 新鲜血栓的回声较低，陈旧性血栓回声较强，可发生钙化。

（2）M 型超声　左房或左室腔内可探及异常团块回声，其活动度多较小。

（3）彩色多普勒　心腔内血栓上无明显血流信号，超声造影血栓无增强。

心脏血栓超声声像见图 2-6-5 ～图 2-6-7。

【鉴别诊断】

（1）心房黏液瘤　详见"心脏黏液瘤"的鉴别诊断内容。

（2）房室瓣赘生物　大多发生于有风湿性心脏病、感染性心内膜炎、先天性心脏病等基础疾病史的患者，主要表现为瓣叶上强回声病灶，其与瓣叶附着紧密，一般不活动。

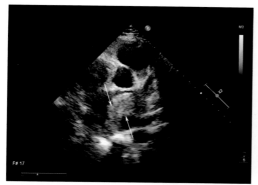

(A) 胸骨旁心底短轴切面二维超声

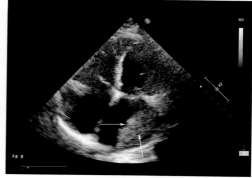

(B) 心尖四腔心切面二维超声

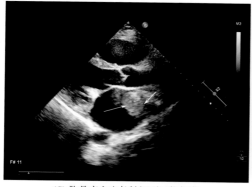

(C) 胸骨旁左室长轴切面二维超声

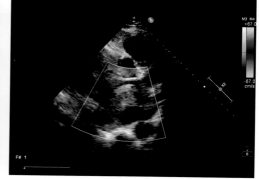

(D) 胸骨旁心底短轴切面彩色多普勒

图2-6-5　左房血栓

（A）风湿性心脏病、二尖瓣狭窄患者，左心房内可见不均质稍低回声团（→）自左心耳部向左房内延伸；（B）左房外侧部可见不均质稍低回声团（→）附着；（C）左房内可见附壁稍低回声团（→）；（D）示左房内稍低回声团血流充盈缺损

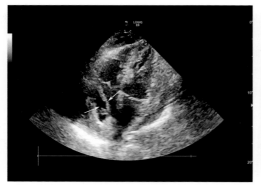

(A) 胸骨旁四腔心切面二维超声

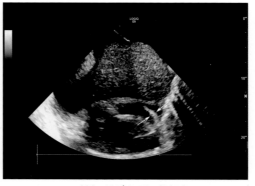

(B) 剑突下双房切面二维超声

图2-6-6　右房和上腔静脉血栓

（A）经皮静脉、上腔静脉置管术后，右心房内可见条索状低回声（→）漂浮，其远端向上腔静脉延伸；
（B）示自上腔静脉进入右房的条索状低回声（→）

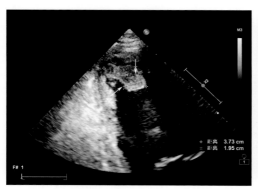

(A) 心尖两腔心切面二维超声（局部放大）

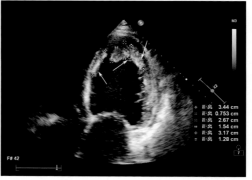

(B) 心尖四腔心切面二维超声

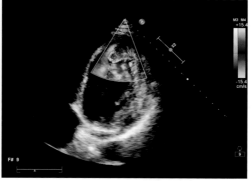

(C) 心尖四腔心切面彩色多普勒

图2-6-7　左室心尖部多发血栓

（A）左室心尖部可见不规则不均质等回声团（→）；（B）示左室心尖部多发条状、团状不均质等回声团
（→）；（C）心尖部不均质等回声团内未见明显血流信号

【特别提示】

注意患者的既往史，存在心肌病、冠状动脉硬化性心脏病（冠心病）和心脏瓣膜病等基础病变时，超声检查过程中要警惕，避免位置较隐蔽或回声较低的血栓漏诊。

2.6.3　转移性心脏肿瘤

【临床特点】

心脏肿瘤可分为原发性和继发性两大类。原发性心脏肿瘤少见，多起源于心脏本身。继发性心脏肿瘤起源于其他部位的恶性肿瘤，通过直接蔓延或经血液、淋巴等途径而转移至心脏。

【扫查要点与标准扫查手法】

于胸骨旁左室长轴切面、心尖四腔心切面、剑突下切面等多角度观察实性病灶的大小、形态以及对邻近脏器（下腔静脉、肺静脉）的侵犯、对血流动力学的影响等，如是否造成瓣膜的反流及狭窄、其邻近腔室是否存在梗阻等。

【断面显示】

见图2-6-8。

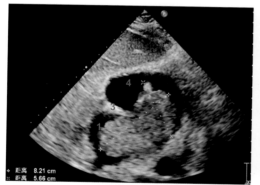
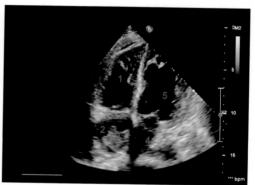

(A) 剑突下双房切面二维超声
1—左心房；2—肿块；3—房间隔；4—右心房

(B) 心尖四腔心切面二维超声
1—右心室；2—右心房；3—肿块；4—左心房；5—左心室

图2-6-8　转移性心脏肿瘤超声标准切面图

【超声诊断】

超声心动图是心腔占位性病变诊断和评价的首选方法。超声检查主要是观察占位性病变的范围和位置、对血流动力学的影响，以及是否存在邻近心腔梗阻等情况（图2-6-9、图2-6-10）。

（1）二维超声

① 心腔或心包腔内出现异常实性团块，其体积多较大，形状多不规则。

② 一般为多部位受累，右心房转移瘤大多伴有下腔静脉受累；左心房肿瘤常伴有肺静脉受累；另外，本病通常合并心包积液。

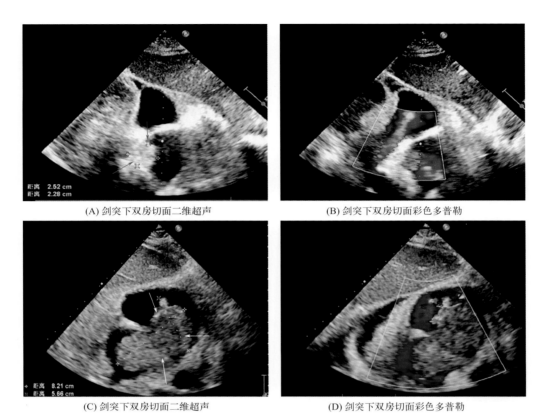

(A) 剑突下双房切面二维超声 (B) 剑突下双房切面彩色多普勒

(C) 剑突下双房切面二维超声 (D) 剑突下双房切面彩色多普勒

图2-6-9　心房转移瘤（一）

肺癌晚期患者。（A）左房内可见低回声团（→）附着于房间隔中部，大小约为25mm×23mm，形态欠规则，内部回声欠均；（B）团块部未见明显血流信号；（C）2年后复查，左房内不均质稍低回声团块（→）明显增大，穿越房间隔向右房内膨出；（D）团块内可探及稍丰富的点条状血流信号

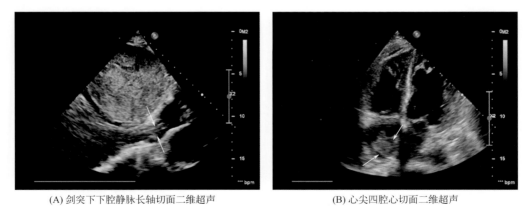

(A) 剑突下下腔静脉长轴切面二维超声 (B) 心尖四腔心切面二维超声

图2-6-10　心房转移瘤（二）

肝癌晚期患者。（A）示肝脏明显肿大，肝内实性团块，下腔静脉内可见条带状低回声团（→）充填；（B）右房内可见不规则低回声团（→），其远侧与下腔静脉相连

（2）彩色多普勒　心腔内实性占位病灶内多可探及血流信号，超声造影多呈不均匀高增强。

【鉴别诊断】

主要与心脏良性肿瘤、心脏血栓病变相鉴别。

【特别提示】

转移性心脏肿瘤的诊断需要结合患者既往病史、临床表现、超声图像特征等综合判断，有时还需要结合其他影像学的结果综合分析。

2.7　主动脉病变

2.7.1　主动脉夹层

【临床特点】

主动脉夹层又称主动脉夹层动脉瘤，是由于各种原因导致的主动脉内膜、中膜撕裂、分离，血液流入，形成动脉真、假腔病理改变的严重心血管疾病。主动脉夹层的临床特点为急性起病，最主要和常见的表现为突发前胸或胸背部持续性、撕裂样或刀割样剧痛，伴有虚脱表现但血压下降不明显甚至升高、脉搏速弱甚至消失，或两侧肢体动脉血压明显不等。其预后与病变部位、范围及程度相关，发病部位越在远端、范围较小、出血量少者预后较好。如不及时抢救，48h内可因发生主动脉夹层动脉瘤破裂至胸、腹腔或者心包腔，进行性纵隔、腹膜后出血，以及急性心力衰竭或肾衰竭等死亡，死亡率高达50%。

【扫查要点与标准扫查手法】

主要于胸骨旁左室长轴切面观察主动脉窦部、主动脉根部、升主动脉管径及管壁结构，主动脉瓣结构；于胸骨上窝切面观察主动脉弓、降主动脉的管径及管壁结构；于腹主动脉长轴及短轴切面观察腹主动脉管径及管壁结构。

【断面显示】

见图2-7-1。

【超声诊断】

（1）直接征象

① 受累主动脉管腔增宽。

② 破口处内膜中断，可见漂浮的细线状回声（撕裂的主动脉内膜）在管腔内摆动。

③ 撕裂的内膜将主动脉管腔分为真腔及假腔，一般真腔较狭小、血流较快，假腔较大、血流较缓慢，或可见血栓形成。

（2）间接征象

① 累及主动脉瓣，可致主动脉瓣关闭不全，左室增大。

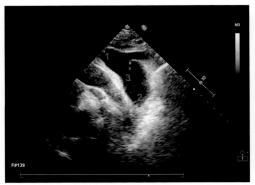
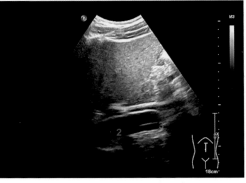

(A) 胸骨上窝降主动脉长轴切面二维超声　　　　(B) 腹主动脉长轴切面二维超声
1—主动脉弓；2—降主动脉近段；　　　　1—肝；2—腹主动脉；3—撕裂的主动脉内膜
3—撕裂的主动脉内膜

图2-7-1　主动脉夹层超声标准切面图

② 破入心包时，可见心包腔积液，严重者引起心包压塞。

③ 若夹层累及冠状动脉可引起左室壁运动异常。

（3）分型（DeBakey 分型）

Ⅰ型：内膜破口位于升主动脉近端，夹层可累及升主动脉、主动脉弓、降主动脉、腹主动脉及其分支。

Ⅱ型：内膜破口位于升主动脉近端，夹层局限于升主动脉。

Ⅲ型：内膜破口位于左锁骨下动脉远端，夹层常向下扩展至胸降主动脉或腹主动脉；若血肿向上逆行至主动脉弓和升主动脉则称逆行性夹层。

Ⅲa型：夹层累及胸主动脉（膈肌以上）。

Ⅲb型：夹层累及腹主动脉，甚至髂动脉（膈肌以下）。

主动脉夹层超声声像见图 2-7-2 ～图 2-7-4。

【鉴别诊断】

（1）升主动脉内的伪像　该回声带较平直，活动方向及幅度与主动脉壁一致，CDFI 见血流穿过回声带（图 2-7-5）。

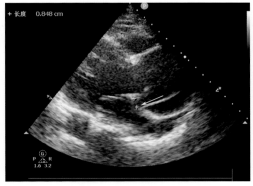
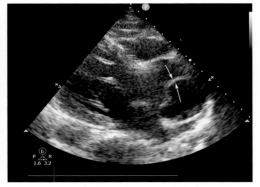

(A) 胸骨旁左室长轴切面二维超声　　　　(B) 胸骨旁左室长轴切面二维超声

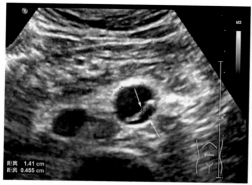
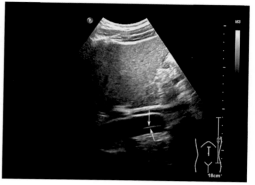

(C) 腹主动脉横断面二维超声

(D) 腹主动脉长轴切面二维超声

图2-7-2 腹主动脉夹层（Ⅰ型）

（A）示升主动脉增宽，近端可见破口（→），升主动脉内见漂浮之高回声带；（B）示升主动脉增宽，内可见漂浮之高回声带（→）；（C）示高回声带（撕脱的内膜）（→）将腹主动脉分隔为两腔；（D）示腹主动脉内可见长条状高回声带漂浮（→）。

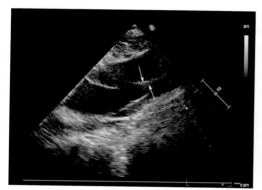
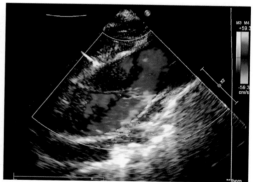

(A) 升主动脉长轴切面二维超声

(B) 升主动脉彩色多普勒

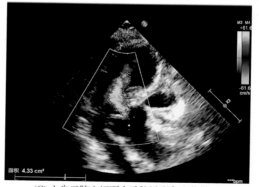

(C) 心尖三腔心切面主动脉瓣彩色多普勒

图2-7-3 升主动脉夹层（Ⅱ型）

（A）升主动脉近端内可见撕脱的内膜（→）把升主动脉分隔为真假两腔；（B）较亮的红色彩流进入真腔内，假腔内血流信号不明显；（C）夹层累及主动脉瓣，主动脉瓣中量反流信号

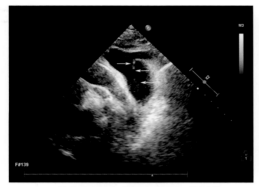

(A) 胸骨上窝降主动脉长轴切面二维超声

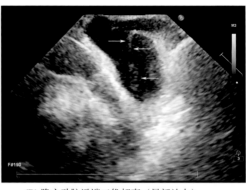

(B) 降主动脉近端二维超声（局部放大）

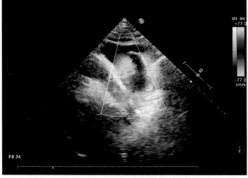

(C) 胸骨上窝降主动脉彩色多普勒

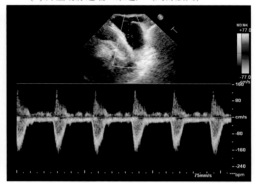

(D) 胸骨上窝降主动脉频谱多普勒

图2-7-4　降主动脉夹层（Ⅲ型）

（A）降主动脉近端可见条索状高回声（→）把降主动脉分隔为双腔；（B）局部放大可见撕裂的内膜上的缺损口；（C）夹层的血流图可见较亮的蓝色彩流进入真腔内，假腔内血流信号不明显；（D）示夹层真腔内的血流频谱，流速较快

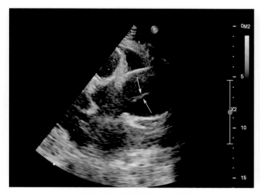

(A) 胸骨旁左室长轴切面二维超声

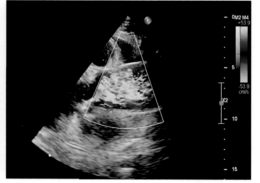

(B) 胸骨旁左室长轴切面彩色多普勒

图2-7-5　升主动脉内条状伪像

（A）升主动脉内可见高回声带漂浮（→）；（B）示升主动脉内血流充盈良好，无明显分隔腔

（2）主动脉瘤　仅表现为主动脉管径瘤样扩张，未见明显撕脱内膜回声（见图2-7-6）。

（3）主动脉壁内血肿　主动脉壁局限性增厚，呈新月形，主动脉内未见明显撕脱内膜回声。

【特别提示】

升主动脉近端易受肺气的干扰而显示腔内高回声，需要注意多切面观察并结合彩色多普勒血流、临床症状而综合判断。

2.7.2　真性主动脉瘤与假性主动脉瘤

【临床特点】

（1）真性主动脉瘤　是由于主动脉壁中层超薄弱或坏死，代之以结缔组织，使主动脉壁进行性变薄，受累部位扩大，逐渐形成动脉瘤，最终破裂。分为先天性（起于主动脉窦部的动脉瘤与伴发于马方综合征的动脉瘤）与获得性（如动脉粥样硬化、高血压、感染、外伤等）两种。

（2）假性主动脉瘤　是由于创伤、感染、免疫性、医源性等因素引起主动脉壁部分破裂，血液流至血管外被周围组织纤维包裹形成的搏动性血肿，常见原因为外伤。

主动脉瘤瘤体较小时可无明显症状，较大时可出现胸痛、腹痛、呼吸困难、吞咽困难等周围组织压迫症状；主动脉瘤破裂的临床表现十分凶险，可出现剧烈疼痛、休克、心脏压塞致死。

【扫查要点与标准扫查手法】

于胸骨旁左室长轴及主动脉长轴、横断面等切面多角度观察主动脉的管腔、管壁等情况，结合彩色多普勒血流显示。

【断面显示】

见图2-7-6。

【超声诊断】

（1）真性主动脉瘤

① 主动脉呈梭形或囊状局限性扩张，内径≥正常值的1.5倍。

② 瘤壁内膜、中膜、外膜均完整，与主动脉壁延续。

③ 瘤体内血流缓慢、淤滞或形成血栓。

（2）假性动脉瘤

① 主动脉壁连续性中断，外周有无回声区包绕。

② 瘤壁由血栓和周围组织构成，厚薄不一、回声不均，主动脉壁不延续。

③ 瘤腔通过主动脉壁上的中断处与主动脉腔相通，瘤腔内血流缓慢、淤滞或形成血栓。

本病超声声像见图2-7-7、图2-7-8。

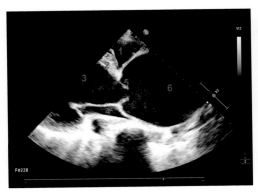

(A) 胸骨旁左室长轴切面二维超声
1—右心室；2—室间隔；3—左心室；4—左心房；
5—主动脉瓣；6—升主动脉瘤

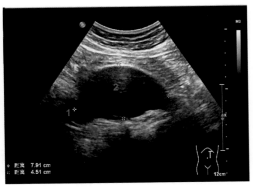

(B) 腹主动脉长轴切面二维超声
1—腹主动脉近段；2—腹主动脉瘤；3—腹主动脉远段

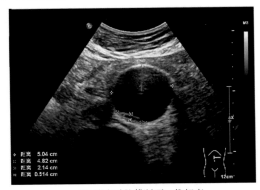

(C) 腹主动脉横断面二维超声
1—腹主动脉瘤；2—附壁血栓

图2-7-6　真性主动脉瘤超声标准切面图

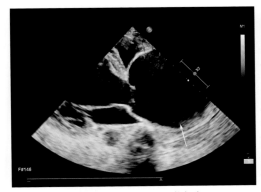

(A) 胸骨旁左室长轴切面二维超声

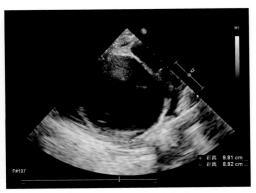

(B) 升主动脉短轴切面二维超声

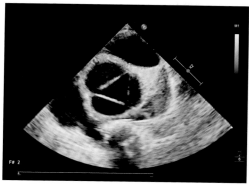
(C) 主动脉瓣短轴切面二维超声

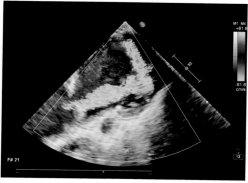
(D) 心尖五腔心切面主动脉瓣彩色多普勒

图2-7-7　马方综合征（升主动脉瘤）

（A）示升主动脉囊状明显扩张（→）；（B）示升主动脉瘤的短轴断面最大径达98mm；（C）示主动脉瓣瓣环扩大，主动脉瓣膜无明显增厚、关闭不拢；（D）主动脉瓣下探及大量反流信号

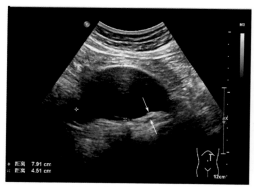
(A) 腹主动脉长轴切面二维超声

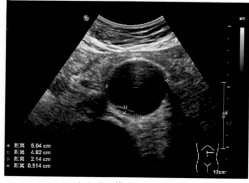
(B) 腹主动脉横断面二维超声

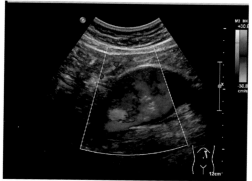
(C) 腹主动脉彩色多普勒

图2-7-8　腹主动脉瘤

（A）示腹主动脉梭形扩张，无明显分隔，可见少许附壁血栓（→）；（B）腹主动脉横断面显示局部管腔呈球形扩张；（C）扩张的腹主动脉瘤内可见涡流信号

【鉴别诊断】

（1）真性主动脉瘤与假性主动脉瘤　真性动脉瘤瘤壁由主动脉壁构成，假性动脉瘤的瘤壁由血栓及周围机化软组织构成，其厚度、回声强度及厚度与主动脉壁差别较大。

（2）主动脉夹层　主动脉腔内出现撕裂的内膜回声将主动脉管腔分为真腔及假腔，内膜见连续性中断。

2.8　冠状动脉病变

2.8.1　冠心病

【临床特点】

冠心病即冠状动脉粥样硬化性心脏病，指冠状动脉粥样硬化导致冠状动脉狭窄或闭塞，心肌血流供应减少，血氧供需失调而产生的一组综合征。包括无症状性心肌缺血、心绞痛、心律失常、心力衰竭、心肌梗死及猝死，又称缺血性心脏病。本病是中老年人群中最常见的一类心脏病。

（1）病理分型　冠状动脉狭窄；冠状动脉闭塞；冠状动脉痉挛。

（2）临床症状　心绞痛，冠状动脉轻度狭窄缺血时，胸痛呈一过性，多于劳力时发生，休息或含服硝酸甘油可缓解；随着狭窄加重，胸痛程度增加，并且持续时间变长，即所谓不稳定型心绞痛；剧烈胸痛常发生于心肌梗死时，伴大汗、濒死感、呼吸困难，甚至晕厥、猝死；还有很多不典型的症状，如腹痛等。

（3）心电图改变　轻者缺血，出现 ST-T 改变；重者出现心肌梗死动态变化，ST-T 抬高呈单向曲线，类似红旗飘飘，然后逐渐回至基线，T 波倒置，继而病理型 Q 波出现。

【扫查要点与标准扫查手法】

（1）检查常用的心脏切面有胸骨旁左室长轴切面及系列短轴切面，心尖四腔心、两腔心、三腔心及五腔心切面，通过相应的 M 型超声心动图观察室壁运动情况。

（2）左室壁节段划分（按供血关系）　可将左室壁划分为 16 节段，观察是否存在节段性室壁运动异常、室壁运动（收缩期向心性、舒张期离心性）是否协调一致、运动幅度及厚度变化（收缩期增厚、舒张期变薄），评估运动异常区域的部位及范围。

（3）测量各心腔大小、室壁厚度及继发改变（注意严重并发症）。

（4）检测左心室整体收缩功能与舒张功能。

【断面显示】

见图 2-8-1。

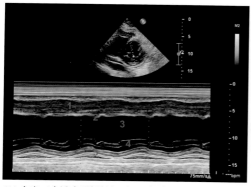

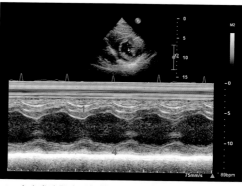

(A) 左室二尖瓣水平短轴切面M型超声心动图（基底段）
1—右心室；2—室间隔；3—左心室；4—二尖瓣；
5—左室后壁

(B) 左室乳头肌水平短轴切面M型超声心动图（中间段）
1—室间隔；2—左心室；3—左室乳头肌；4—左室后壁

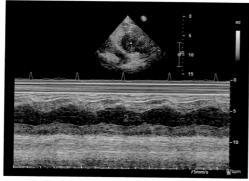

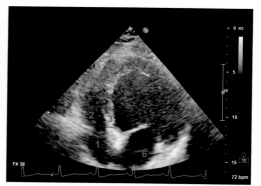

(C) 左室心尖段短轴切面M型超声心动图（心尖段）
1—室间隔；2—左心室；3—左室后壁

(D) 心尖四腔心切面二维超声（显示心尖部）
1—右心房；2—右心室；3—室间隔；4—左室心尖部；
5—左心室；6—左心房

图2-8-1　冠心病节段性室壁运动异常超声标准切面图

（1）左室壁节段性分析　常用16节段分段法（图2-8-2）。

长轴切面：胸骨旁左室长轴、心尖四腔心及心尖两腔心切面等将长轴分为三段，即从二尖瓣瓣环水平至乳头肌尖端为基底段、从乳头肌尖端至乳头肌根部为中间段、乳头肌根部以下为心尖段。

短轴切面：左室基底段及中间段各分为前壁、前侧壁（侧壁）、后侧壁（后壁）、下壁、前室间隔及后室间隔共12段。

左室心尖段短轴分为前壁、侧壁、间隔、下壁4段，加上前面的12段，共计16段。

（2）冠状动脉与心肌分段的关系

① 左冠状动脉主干起自左冠状窦，分为左前降支和左回旋支。

a. 左前降支为左冠状动脉主干的延续，沿前室间沟下行，绕过心尖，止于后室间沟的下1/3处；供应左室前壁、前室间隔、左室心尖部和右室前壁。

b. 左回旋支向左走行于房室沟并绕至膈面，多止于左室后壁；供应左室前侧壁和后侧壁的基底段和中间段以及左房。

② 右冠状动脉起自右冠状窦，起始段走行于肺动脉根部和右心耳之间，沿右房室沟走行，到达心脏右缘，后转向膈面，沿后室间沟下行，成为后降支，一般止于后室间沟下 1/3 处；供应左室下壁基底段和中间段、右房及右室下壁。

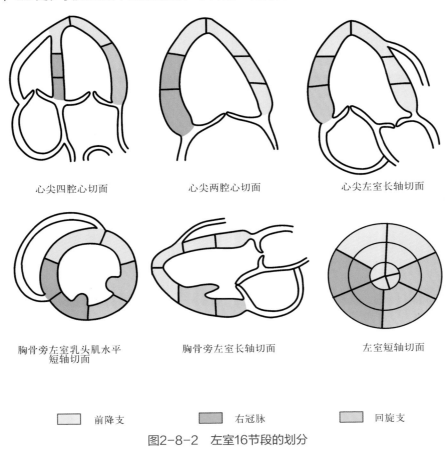

心尖四腔心切面　　　　　　　心尖两腔心切面　　　　　　　心尖左室长轴切面

胸骨旁左室乳头肌水平　　　　胸骨旁左室长轴切面　　　　　　左室短轴切面
短轴切面

　　　前降支　　　　　　　　右冠脉　　　　　　　　回旋支

图2-8-2　左室16节段的划分

【超声诊断】

（1）室壁运动异常判断

1 分：运动正常，心内膜运动幅度 >5mm，收缩期室壁增厚率 >25%。

2 分：运动减低，心内膜运动幅度 2 ～ 5mm，收缩期室壁增厚率 <25%。

3 分：运动消失（无运动），心内膜运动幅度 <2mm，收缩期室壁增厚率消失。

4 分：反常运动（矛盾运动）。

5 分：室壁瘤形成。

室壁运动记分指数（WMSI）：WMSI= 各节段评分总和 / 参与评分的节段数。WMSI=1

分者为正常，WMSI ≥ 2 分者为显著异常。

（2）常继发左房、左室增大，左室收缩、舒张功能减低，严重者可发生室壁瘤、血栓、穿孔、心包积液等。

冠心病超声声像见图 2-8-3。

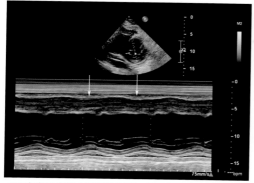

(A) 左室二尖瓣水平短轴切面M型超声心动图（基底段）

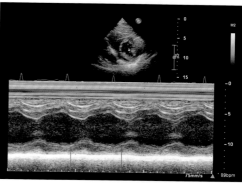

(B) 左室乳头肌水平短轴M型超声心动图（中间段）

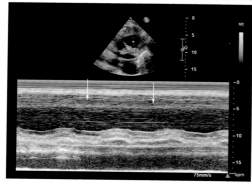

(C) 左室心尖段短轴M型超声心动图（心尖段）

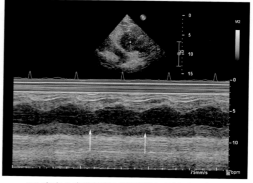

(D) 左室心尖段短轴M型超声心动图（心尖段）

图2-8-3　冠心病节段性室壁运动异常

（A）示前间隔、前壁中间段运动减弱（→）；（B）示下壁、后壁中间段运动减弱（→）；（C）示前壁心尖段运动减弱（→）；（D）示下壁心尖段运动减弱（→）

2.8.2　心肌梗死

2.8.2.1　急性心肌梗死

【临床特点】

急性心肌梗死是冠状动脉急性、持续性缺血缺氧所引起的心肌坏死。

典型急性心肌梗死症状：突然发作剧烈而持久的胸骨后或心前区压榨性疼痛，休息和含服硝酸甘油不能缓解，常伴有烦躁不安、出汗、恐惧或濒死感。

部分患者疼痛位于上腹部，可能误诊为胃穿孔、急性胰腺炎等急腹症；少数患者表现为颈部、下颌、咽部疼痛及牙痛，易误诊。胃肠道症状表现有恶心、呕吐、腹胀等，下壁心肌梗死患者更常见。

心律失常多见，发生在起病的 1～2 周内，以 24h 内多见，前壁心肌梗死易发生室性心律失常，下壁心肌梗死易发生心率减慢、房室传导阻滞。

心力衰竭主要是急性左心衰竭，在起病的最初几小时内易发生，也可在发病数日后发生，表现为呼吸困难、咳嗽、发绀、烦躁等症状，并发生低血压、休克。

心电图特征：特征性改变为新出现的 Q 波及 ST 段抬高、ST-T 动态演变。

心肌坏死血清生物标志物升高：肌酸激酶同工酶（CK-MB）及肌钙蛋白（T 或 I）升高是诊断急性心肌梗死的重要指标。

【扫查要点与标准扫查手法】

扫查手法参见冠心病，重点于心尖四腔心切面、心尖两腔心切面、心尖三腔心切面及胸骨旁左室各短轴切面扫查，观察有无节段性室壁运动异常及室壁收缩幅度情况，测量各房室腔大小及心功能，观察有无瓣膜反流。

【断面显示】

见图 2-8-4。

【超声诊断】

（1）在急性心肌梗死时，梗死节段室壁厚度正常或略薄，心肌回声无明显变化或稍减低，心肌三层结构存在。

（2）梗死处出现节段性运动异常，或者运动大致正常。

（3）未受累节段室壁可代偿性运动增强。

（4）射血分数（EF）正常或稍减低，多支冠状动脉梗塞除外（图 2-8-4）。

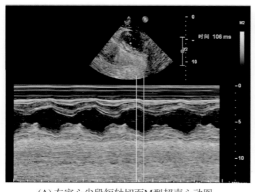
(A) 左室心尖段短轴切面M型超声心动图

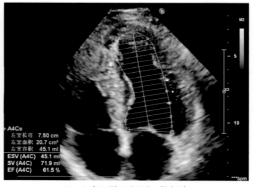
(B) 心尖四腔心切面二维超声

图2-8-4　急性心肌梗死超声标准切面图

（A）急性心肌梗死患者，左室壁运动仅显示欠同步及协调，收缩幅度尚可；（B）同一患者，Simpson法测左室EF在正常范围

【鉴别诊断】

注意与肺源性心脏病、肺动脉高压相鉴别，肺源性心脏病患者有慢性肺病病史，其室间隔运动幅度减低或同向运动。

【特别提示】

急性心肌梗死超声心动图偶尔会出现假阴性，需结合临床体征、心肌酶谱及心电图进行诊断。

2.8.2.2 陈旧性心肌梗死

【临床特点】

按病情发展过程，急性心肌梗死发生 8 周以上者称为陈旧性心肌梗死。心肌梗死发生半年之后（有的可达数年之久），坏死的心肌已形成瘢痕组织，缺血情况大为改善。

患者既往可有急性心肌梗死病史，也可因急性期症状轻或完全无症状而自愈。患者已经没有急性心肌梗死的临床表现及血清心肌酶学改变，心电图仅有持久不变的异常 Q 波或 QS 波，ST-T 可正常或呈慢性心肌供血不足，这是心肌梗死后修复而纤维化的一种残留的心电图改变。

按照世界卫生组织制定的诊断标准，陈旧性心肌梗死常根据肯定性心电图改变，没有急性心肌梗死症状及酶变化而作出诊断。如果没有遗留心电图改变，可根据早先的典型心电图改变或根据以往肯定性血清酶改变而诊断。

【扫查要点与标准扫查手法】

扫查手法参见冠心病，重点于心尖四腔心切面、心尖两腔心切面、心尖三腔心切面及胸骨旁心底短轴切面仔细观察有无节段性室壁运动异常，以及室壁是否变薄、回声是否增强，并且观察有无室壁瘤或其他心肌梗死后并发症，观察有无瓣膜反流。

【断面显示】

见图 2-8-5。

【超声诊断】

（1）梗死区心肌变薄、回声增强，这是由于心肌瘢痕化所致。

（2）梗死区室壁不同程度向外膨出，可呈矛盾运动，可形成室壁瘤。

（3）多支冠状动脉病变患者还可表现为非梗死区室壁运动异常，甚至呈弥漫性运动异常。

（4）左心室重构，左心室扩大，左心室收缩功能和舒张功能多数异常。

（5）继发不同程度的瓣膜反流。

陈旧性心肌梗死超声声像见图 2-8-5、图 2-8-6。

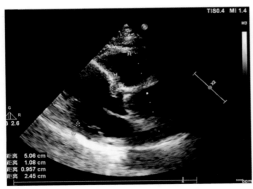

(A) 胸骨旁左室长轴切面二维超声

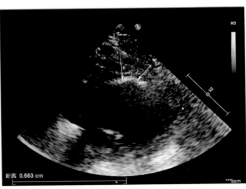

(B) 左室乳头肌水平短轴切面二维超声

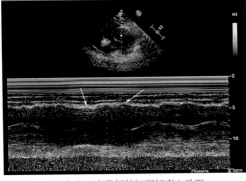

(C) 左室心尖段短轴切面超声心动图

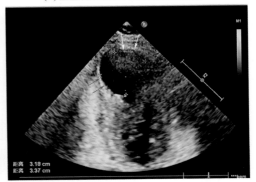

(D) 心尖两腔心切面二维超声

图2-8-5 陈旧性心肌梗死

（A）示前间隔室壁相对变薄，回声增强；（B）可见前间隔、前壁梗死区心肌变薄，瘢痕组织形成（→）；（C）M型超声显示室壁运动减弱（→）；（D）示心尖部室壁瘤（→）形成、收缩期矛盾运动

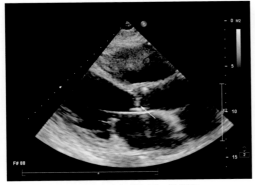

(A) 胸骨旁左室长轴切面二维超声

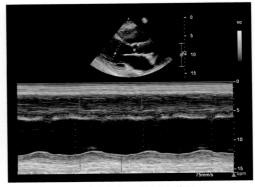

(B) 左室基底段M型超声心动图

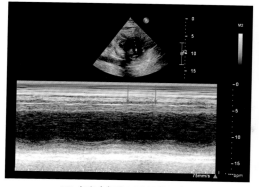

(C) 左室中间段M型超声心动图

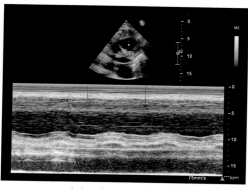

(D) 左室心尖段M型超声心动图

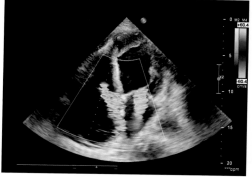

(E) 心尖四腔心切面彩色多普勒

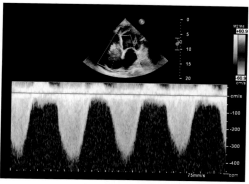

(F) 三尖瓣反流连续多普勒频谱

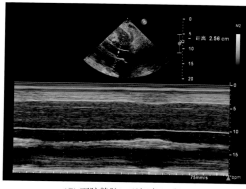

(G) 下腔静脉M型超声心动图

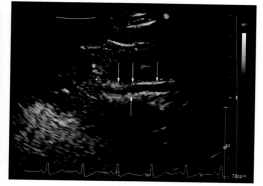

(H) 前降支长轴切面二维超声

图2-8-6　冠心病（多支病变）

（A）示全心扩大，主动脉瓣、二尖瓣增厚、钙化（→）；（B）示左室室间隔及下侧壁基底段活动明显减弱（→）；（C）示左室前壁及下壁中间段活动明显减弱，以前壁明显（→）；（D）示左室前壁及下壁心尖段活动减弱，以前壁明显（→）；（E）示二尖瓣、三尖瓣大量反流信号；（F）示三尖瓣反流频谱测量示右室高压，评估肺动脉高压；（G）示下腔静脉增宽，塌陷率减低，提示中心静脉压增高；（H）示前降支管腔内膜增厚、回声增强，可见小钙化斑（→）

【鉴别诊断】

（1）急性心肌梗死　急性心肌梗死时间较短，心肌未明显坏死，梗死节段室壁厚度正常或略薄、轻微运动异常或不明显，心肌回声无明显变化或稍减低，心肌三层结构存在。冠状动脉及时再通后，室壁运动可恢复正常，不会出现瘢痕组织。陈旧性心肌梗死需结合临床病史，出现瘢痕组织时心肌坏死已不可逆。

（2）扩张型心肌病　冠状动脉多支病变的陈旧性心肌梗死可表现为左室腔明显扩大，室壁运动弥漫性减弱、不协调，与扩张型心肌病表现相似，这时需注意观察室壁是否变薄、回声增强，并且结合相关临床病史。

【特别提示】

陈旧性心肌梗死要注意是否有并发症，特别常见的是合并室壁瘤，容易遗漏室壁瘤内的血栓，需多切面多角度观察心尖部情况，必要时结合心肌及心腔内造影。

2.8.2.3　心肌梗死的常见并发症

乳头肌功能障碍或断裂

【临床特点】

乳头肌功能障碍指房室瓣腱索附着的乳头肌由于缺血、坏死、纤维化等原因，而致收缩功能障碍或乳头肌方位改变，导致二尖瓣关闭不全，发生二尖瓣反流。

乳头肌断裂多发生于急性心肌梗死后 5 ～ 7 天，比较少见，临床上可以突然出现肺水肿、心源性休克。

前外侧乳头肌短而粗，因有左冠状动脉前降支和回旋支共同供血，则较少发生断裂；后内侧乳头肌细而长，绝大多数血供来自右冠状动脉后降支单支血管，所以其断裂发生率远高于前外侧乳头肌。

【超声诊断】

（1）乳头肌回声增粗，分布不均。

（2）乳头肌收缩减弱或无收缩。

（3）腱索断裂时，可见与二尖瓣尖端相连的条状腱索及断裂的乳头肌残端随二尖瓣前叶或后叶呈连枷样运动。

（4）二尖瓣下可探及大量收缩期反流信号。

乳头肌功能障碍超声声像见图 2-8-7。

室壁瘤

【临床特点】

室壁瘤是心肌梗死后的常见机械性并发症，常见于左室。通常在急性心肌梗死后 1 年内产生，是心肌梗死常见并发症。

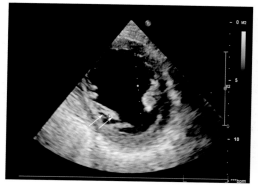
(A) 左室乳头肌水平短轴切面二维超声

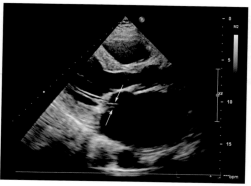
(B) 胸骨旁左室长轴切面二维超声

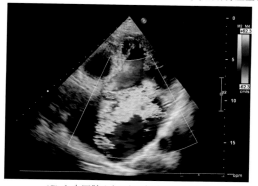
(C) 心尖四腔心切面二尖瓣彩色多普勒

图2-8-7　乳头肌功能障碍、腱索断裂

（A）示后内侧乳头肌缺血变小，回声增粗增强（→）；（B）示缺血性二尖瓣腱索断裂（→）；（C）示二尖瓣大量反流信号

梗死区室壁扩张变薄，心肌全层坏死，心肌因坏死和纤维化而变薄，在心室壁上出现薄弱区域。心脏收缩时，失去活动能力或出现异常运动，导致室壁瘤。

室壁瘤有真性与假性两种类型。前者临床多见，系由于梗死区心肌变薄，心室内压力使其逐渐向外膨出所致，一般无进行性增大，自发性破裂罕见；后者少见，乃是由于心肌穿孔后局部心包和血栓等物质包裹血液形成的瘤样结构。

【超声诊断】

（1）左室心尖部舒张末期内径超过左室基底部舒张末期内径，应考虑室壁瘤的诊断。

（2）局部心腔收缩期和舒张期均向外膨出，膨出部分与心室腔自由交通，膨出部位室壁运动消失或呈矛盾运动。

（3）瘤体内血流缓慢，应注意瘤体内是否有附壁血栓。

室壁瘤超声声像见图 2-8-8。

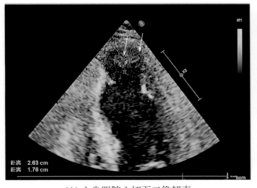
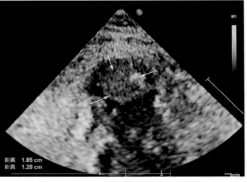

(A) 心尖四腔心切面二维超声   (B) 心尖两腔心切面二维超声（局部放大）

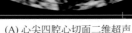

图2-8-8   室壁瘤并血栓形成

（A）、（B）示心尖部室壁瘤形成，瘤体内可见附壁不规则低回声团（→）

室间隔穿孔

室间隔穿孔是急性心肌梗死的严重并发症，约占急性心肌梗死患者的1%，75%的穿孔部位在左冠状动脉梗死所致的大面积前壁梗死所涉及的心尖间隔部。

【超声诊断】

（1）室间隔局部变薄，向右室腔突出。

（2）局部运动消失或矛盾运动。

（3）室间隔回声连续性中断。

（4）彩色多普勒在室间隔回声中断处可见左向右分流信号。

（5）频谱多普勒在室间隔穿孔的右室侧可探及高速收缩期湍流信号。

血栓形成

左室附壁血栓的形成多是继发于急性心肌梗死之后，是急性心肌梗死的常见并发症之一。附壁血栓形成后反过来引起急性心肌梗死的可能很小，主要是可能会出现血栓脱落，从而出现体循环动脉栓塞的可能性加大，最常见的栓塞部位就是脑（图2-8-9）。

心室游离壁破裂

多发生于急性心肌梗死发病后4～5天。以左室前侧壁破裂多见，主要引起心包积血和心包压塞。65%的病例是逐渐破裂致死，也可于心脏破裂发生后即突然死亡。占心脏破裂的90%。

心肌梗死后综合征

心肌梗死后综合征是心肌梗死引起的一系列症状。一般心肌梗死后综合征是心肌梗死几天或几周后出现胸膜炎、心包炎或肺炎等非特异性炎症的综合征，且有复发的趋势。

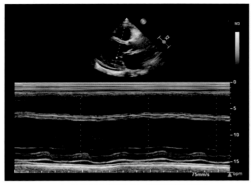
(A) 左室长轴经腱索部M型超声心动图

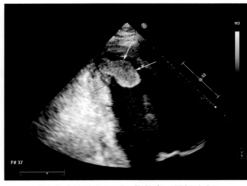
(B) 心尖两腔心切面二维超声（局部放大）

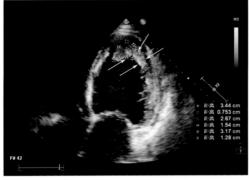
(C) 心尖四腔心切面二维超声

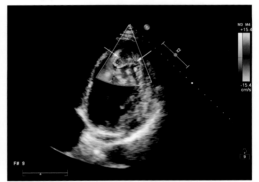
(D) 心尖四腔心切面彩色多普勒

图2-8-9　冠心病、左室心尖部多发血栓

（A）示左心扩大，左室壁（室间隔、下侧壁）变薄、活动明显减弱，以室间隔明显；（B）示左室心尖部瘤样外膨，其内可见附壁不规则不均质等回声团（→）；（C）示左室心尖部多发条状、团状不均质等回声团（→）；（D）示心尖部不均质等回声团（→）内未见明显血流信号

2.9　先天性心脏病

　　先天性心脏病可分为发绀型和非发绀型两类，超声心动图主要检测心脏方位，各房室腔有无增大，心内结构有无中断，静脉与心房连接、房室连接、大动脉与心室连接是否异常，腔室有无异常结构，心内部血流是否异常等。心脏房室大小的个体差异较大，评估腔室是否增大需要根据年龄、身高、体重、左右心比例、血流动力学改变等因素做综合分析。

　　常规取左侧卧位或平卧位，于胸骨旁、心尖区、剑突下、胸骨上窝各切面观察确定房室位置，测量房室大小，观察房、室间隔的连续性，观察静脉连接、房室连接、动脉连接是否异常，以及房室瓣、心内的血流情况等。

2.9.1 房间隔缺损

【临床特点】

房间隔缺损是常见的先天性心脏病，活动后心悸、气短、疲劳是常见的临床症状，严重者可出现发绀，查体于胸骨左缘第 2、3 肋间可闻及收缩期喷射性杂音，肺动脉瓣区第二心音固定性分裂。

房间隔缺损可分为原发孔型房间隔缺损、继发孔型房间隔缺损。继发孔型房间隔缺损根据缺损位置分为：①中央型房间隔缺损；②静脉窦型房间隔缺损（又分为上腔型和下腔型）；③冠状静脉窦型房间隔缺损；④混合型房间隔缺损。

【扫查要点与标准扫查手法】

重点于胸骨旁心底短轴切面及四腔心切面、剑突下四腔心切面及剑突下双房切面等观察房间隔的连续性，二维超声显示房间隔回声中断，CDFI 显示左向右过隔分流束。

【断面显示】

见图 2-9-1。

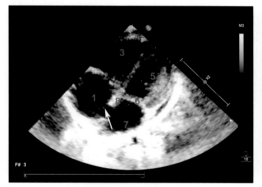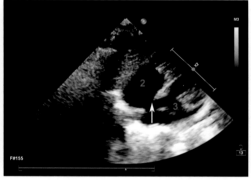

(A) 胸骨旁四腔心切面二维超声
1—右心房；2—三尖瓣；3—右心室；4—室间隔；
5—左心室；6—二尖瓣；7—左心房；8—房间隔；
箭头指示房间隔缺损

(B) 剑突下四腔心切面二维超声
1—肝；2—右心房；3—左心房；
4—房间隔；箭头指示房间隔缺损

图2-9-1 房间隔缺损超声标准切面图

【超声诊断】

（1）右房、右室增大，肺动脉增宽。

（2）房间隔回声中断，CDFI 探及左向右过隔分流束。

① 中央型房间隔缺损（缺损位于房间隔中部卵圆窝处），最为常见（图 2-9-2）。

② 静脉窦型房间隔缺损（上腔型房间隔缺损位于上腔静脉开口处，下腔型房间隔

缺损位于下腔静脉开口处，常伴有肺静脉异位引流（图2-9-3～图2-9-5）。

③ 冠状静脉窦型房间隔缺损（缺损位于冠状静脉窦顶部），较罕见。

④ 混合型房间隔缺损（两种以上的巨大缺损）。

⑤ 原发孔型房间隔缺损（缺损位于原发隔，常合并瓣叶裂）（图2-9-6）。

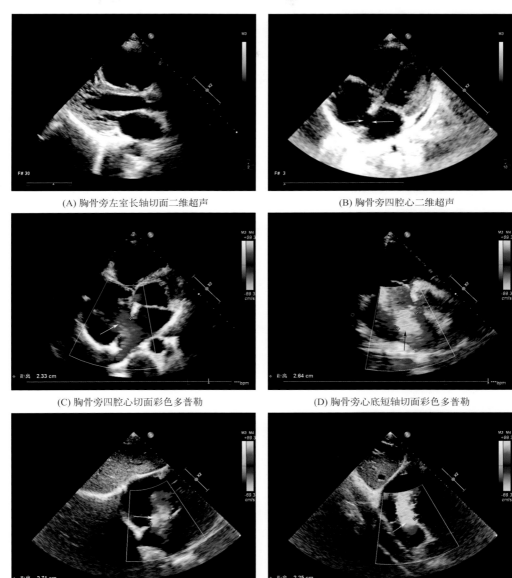

(A) 胸骨旁左室长轴切面二维超声

(B) 胸骨旁四腔心二维超声

(C) 胸骨旁四腔心切面彩色多普勒

(D) 胸骨旁心底短轴切面彩色多普勒

(E) 剑突下四腔心切面二维超声

(F) 剑突下双房切面彩色多普勒

图2-9-2　中央型房间隔缺损

（A）示右房、右室明显扩大；（B）示房间隔中部回声中断（→）；（C）～（F）探及左向右过隔分流束（→）

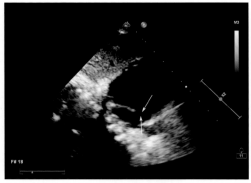
(A) 剑突下双房切面二维超声

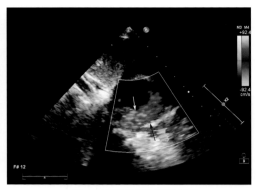
(B) 剑突下双房切面二维超声

图2-9-3 上腔型房间隔缺损

（A）示房间隔静脉窦部、上腔静脉入口处回声中断（→）；（B）CDFI于缺损部探及左向右过隔分流束（→）

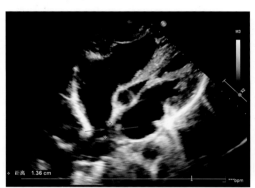
(A) 胸骨旁四腔心切面二维超声

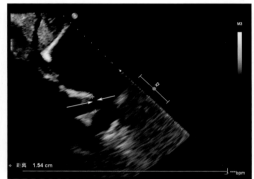
(B) 剑突下双房切面二维超声

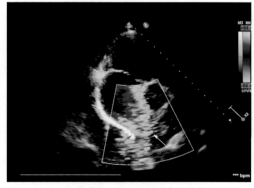
(C) 胸骨旁四腔心切面彩色多普勒

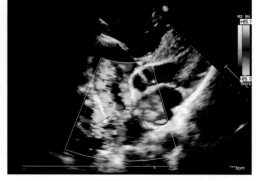
(D) 胸骨旁四腔心切面彩色多普勒

图2-9-4 上腔型房间隔缺损并右上肺静脉异位引流

（A）示右房、右室扩大，房间隔静脉窦部回声中断（→）；（B）房间隔上腔静脉入口处回声中断（→），右上肺静脉引流入右房；（C）、（D）示房间隔静脉窦部可探及左向右过隔分流束（两束彩流同时经缺口进入右房）（→）

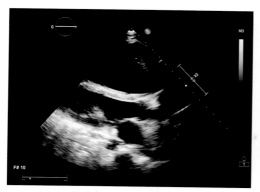

(A) 胸骨旁左室长轴切面二维超声

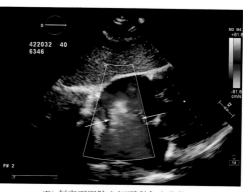

(B) 剑突下四腔心切面彩色多普勒

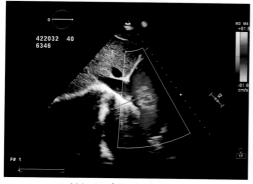

(C) 剑突下双房切面彩色多普勒

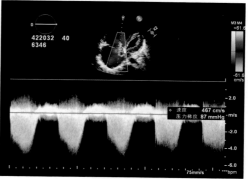

(D) 心尖四腔心切面三尖瓣反流连续多普勒频谱

图2-9-5　下腔型房间隔缺损

（A）示右房、右室明显扩大；（B）、（C）CDFI于房间隔静脉窦部、下腔静脉入口处探及宽大左向右过隔分流束（→）；（D）示三尖瓣反流压差估测肺动脉压达97mmHg

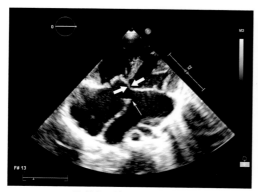

(A) 胸骨旁四腔心切面二维超声

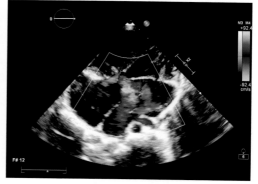

(B) 胸骨旁四腔心切面彩色多普勒

图2-9-6　原发孔型房间隔缺损

（A）示右房、右室扩大，房间隔下段回声中断（→），二尖瓣前瓣与三尖瓣隔瓣形成桥瓣（⇨）、回声增粗；（B）示于房间隔下部探及左向右过隔分流束

【鉴别诊断】

（1）房间隔假性回声失落　卵圆窝处组织结构菲薄，房间隔与声束平行时，易显示回声失落，改变扫查切面、提高仪器灵敏度可避免，其右房、右室无扩大，彩色多普勒于房间隔多个切面均未见分流（图2-9-7）。

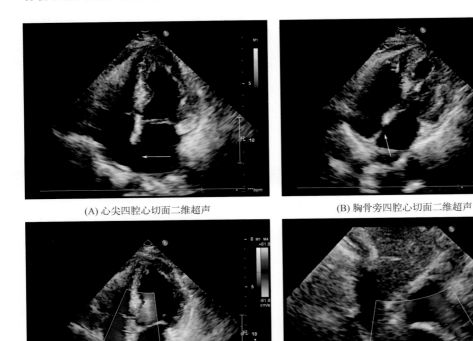

(A) 心尖四腔心切面二维超声　　　　　　　　　(B) 胸骨旁四腔心切面二维超声

(C) 胸骨旁四腔心切面彩色多普勒　　　　　　　(D) 剑突下双房切面彩色多普勒

图2-9-7　房间隔假性回声失落

（A）示房、室大小和比例正常，房间隔中上段回声失落，似中断（→）；（B）调整探头方向，于胸骨旁四腔心切面房间隔显示完整（→）；（C）示于胸骨旁四腔心切面房间隔未见分流；（D）示于剑突下双房切面房间隔未见分流

（2）左室右房通道　右房、右室增大，房间隔未见分流，二尖瓣与三尖瓣间室间隔回声中断，彩色多普勒探及高速左向右分流（图2-9-8）。

【特别提示】

① 房间隔缺损的超声图像易出现假阳性，心尖四腔心切面因房间隔与声束平行而产生回声失落，应用胸骨旁四腔心切面、剑突下四腔心切面及剑突下双房切面扫查以避免误诊。

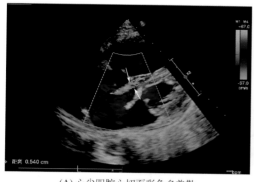
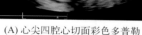
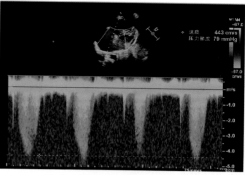

(A) 心尖四腔心切面彩色多普勒　　　　　(B) 心尖四腔心切面连续多普勒频谱

图2-9-8　左室右房通道

（A）右房、右室增大，CDFI于二尖瓣与三尖瓣之间探及左向右分流束（→）；（B）探及高速左向右分流频谱（流速达5m/s）

② 肺动脉高压时，缺损部分流不明显或产生右向左分流，要注意调整血流标尺（调低血流速度）并结合二维的缺损图像进行诊断。

③ 小房间隔缺损或卵圆孔未闭时，超声易漏诊，尽量使房间隔与声束方向垂直，有条件者可选择经食管超声检查。

2.9.2　室间隔缺损

【临床特点】

室间隔缺损（VSD）是常见先天性心脏病，可单独存在，可为复杂心血管畸形的组成部分，小室间隔缺损常无症状，较大缺损常有运动后气促、劳力性呼吸困难，严重者可出现发绀。查体时于胸骨左缘第3～4肋间听诊，可闻及响亮粗糙的全收缩期吹风样杂音伴震颤，向心前区广泛传导。

室间隔缺损依据缺损位置可分为膜周部室间隔缺损（动脉瓣和房室瓣纤维连续为缺损边缘，包括膜部型、嵴下型、隔瓣下型）、双动脉下室间隔缺损（主动脉和肺动脉的纤维连续构成室间隔缺损的上缘，又称干下型）、肌型室间隔缺损（室间隔缺损周围是一圈肌肉）。

【扫查要点与标准扫查手法】

于胸骨旁左室长轴切面、胸骨旁主动脉短轴切面、心尖及剑突下五腔心切面可见室间隔回声中断，CDFI于缺损处探及左向右高速湍流信号。

【断面显示】

见图 2-9-9。

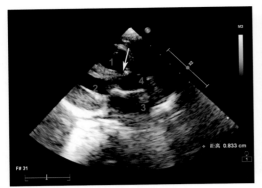
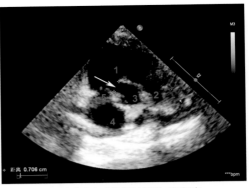

(A) 胸骨旁左室长轴切面二维超声
1—右心室；2—左心室；3—左心房；4—主动脉；
5—室间隔；箭头指示室间隔缺损

(B) 胸骨旁主动脉短轴切面二维超声
1—右心室；2—肺动脉；3—主动脉；4—左心房；
5—三尖瓣；箭头指示室间隔缺损

图2-9-9　室间隔缺损超声标准切面图

【超声诊断】

（1）左房、左室增大，肺动脉增宽。

（2）室间隔回声中断，膜部型室间隔缺损多位于主动脉短轴10点位置，隔瓣下型室间隔缺损位于三尖瓣隔瓣下方（图2-9-10）；嵴下型室间隔缺损位于主动脉短轴11点位置（图2-9-11）；嵴内型室间隔缺损位于主动脉短轴12点位置；干下型室间隔缺损位于主动脉短轴1～2点位置（图2-9-12）；肌型室间隔缺损位于肌部，可多发。CDFI于缺损部探及高速左向右分流束，晚期可出现严重肺动脉高压，缺损部可探及双向低速分流信号或右向左分流信号，即艾森曼格综合征（图2-9-13、图2-9-14）。

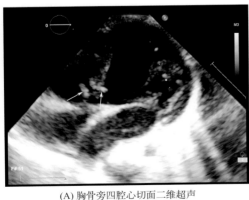
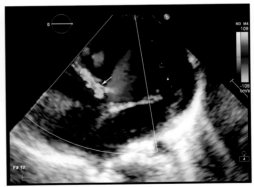

(A) 胸骨旁四腔心切面二维超声

(B) 胸骨旁四腔心切面彩色多普勒

图2-9-10　室间隔缺损（隔瓣下型）

（A）示左房、左室增大，隔瓣下缘部室间隔回声中断，右室面膜部瘤样组织形成（→）；（B）CDFI于缺损部探及斜行之左向右分流束（→）

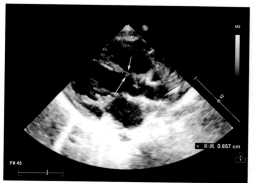
(A) 胸骨旁左室长轴切面二维超声

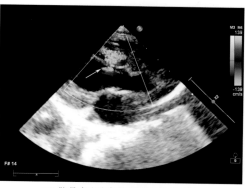
(B) 胸骨旁左室长轴切面彩色多普勒

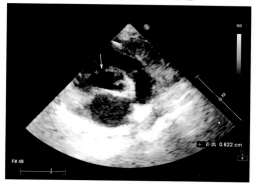
(C) 胸骨旁主动脉短轴切面二维超声

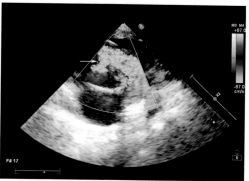
(D) 胸骨旁主动脉短轴切面彩色多普勒

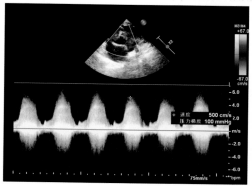
(E) 胸骨旁主动脉短轴切面连续多普勒频谱

图2-9-11　室间隔缺损（嵴下型）

（A）示左房、左室增大，室间隔与主动脉间回声中断（→）；（B）缺损处探及左向右分流束（→）；（C）示肺动脉增宽，室间隔膜周部缺损（主动脉短轴11点位置）（→）；（D）示于缺损部探及左向右分流束（→）；（E）示于缺损部探及高速湍流频谱

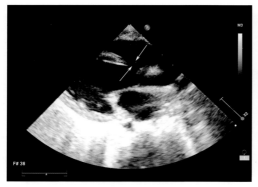 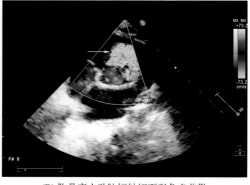

(A) 胸骨旁左室长轴切面二维超声   (B) 胸骨旁主动脉短轴切面彩色多普勒

图2-9-12　室间隔缺损（干下型）

（A）示左房、左室明显增大，室间隔与主动脉间回声中断（较大）（→）；（B）肺动脉下缘、室间隔漏斗部（主动脉短轴1~2点位置）CDFI探及粗大左向右分流束（→）

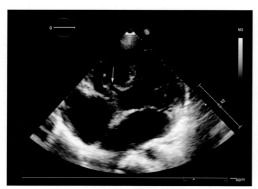 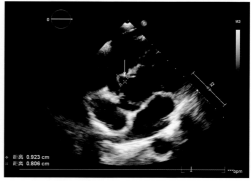

(A) 胸骨旁主动脉短轴切面二维超声   (B) 胸骨旁主动脉短轴切面二维超声

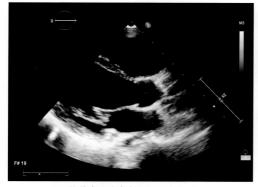 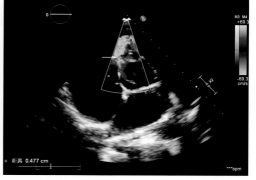

(C) 胸骨旁左室长轴切面二维超声   (D) 胸骨旁主动脉短轴切面彩色多普勒

图2-9-13　室间隔缺损（膜周部、膜部瘤形成）

（A）示室间隔膜周部回声中断（→）；（B）示室间隔膜周部回声中断，膜部瘤形成（→）；（C）示左房、左室增大；（D）室间隔膜周部（主动脉短轴10点位置）CDFI探及左向右分流束（→）经室间隔膜部瘤破口进入右室

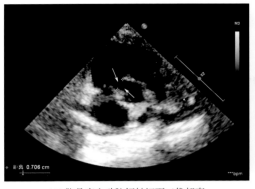
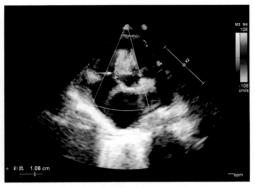

(A) 胸骨旁主动脉短轴切面二维超声　　　　　(B) 胸骨旁主动脉短轴切面彩色多普勒

图2-9-14　室间隔缺损（膜周部）

（A）示室间隔膜周部（主动脉短轴10点位置）回声中断（→）；（B）CDFI于缺损部探及左向右分流束（→）

【鉴别诊断】

主动脉窦瘤破入右室流出道：主动脉窦部局限性膨大，呈瘤样向右室突出，右室面可见破口，彩色多普勒可于缺口部显示连续性左向右分流束及频谱（见图2-9-15）。

【特别提示】

（1）较大的室间隔缺损通过二维超声及彩色多普勒易于诊断，但较小的室间隔缺损二维超声不易发现，需要配合彩色多普勒血流及频谱才能诊断，在室间隔五彩血流处取频谱，可见收缩期高速湍流频谱。

（2）隔瓣下型室间隔缺损多于胸骨旁四腔心切面、右室流出道长轴切面显示，缺损位于三尖瓣隔瓣下方；肌型室间隔缺损多于心尖四腔心切面、不同水平左室短轴切面显示，缺损位于室间隔中下段肌部。

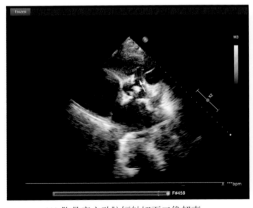
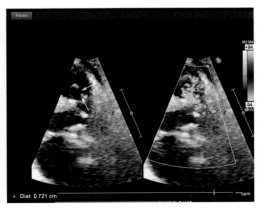

(A) 胸骨旁主动脉短轴切面二维超声　　　　　(B) 胸骨旁主动脉短轴切面二维超声及彩色多普勒

图2-9-15

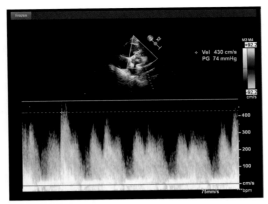

(C) 胸骨旁主动脉短轴切面连续多普勒频谱

图2-9-15　主动脉窦瘤并破裂

（A）示主动脉右窦膨大，呈瘤样向右室流出道近端突出（→）；（B）膨大的主动脉右窦右室面可见破口（→），CDFI可于破口处见左向右分流束；（C）破口处探及高速连续性左向右分流频谱

2.9.3　动脉导管未闭

【临床特点】

动脉导管未闭是常见的先天性心脏病，动脉导管出生后未闭合，产生左向右分流。其临床症状与导管粗细有关，导管较细则症状很轻，重症患儿常有呼吸急促、心悸，易发生呼吸道感染，甚至早年即发生心力衰竭。查体时于患者胸骨左缘第2肋间外侧可闻及收缩期和舒张期连续性响亮、粗糙的杂音，伴有震颤。

根据动脉导管的形态不同，可分为管型、漏斗型、窗型。

【扫查要点与标准扫查手法】

于胸骨旁主动脉短轴切面注意显示肺动脉长轴及左右分支，于降主动脉横切面与肺动脉分叉处或左肺动脉间可见管道回声，注意适当旋转探测角度显示导管的全长；于胸骨上窝切面显示降主动脉长轴后，逆时针旋转探头可显示导管回声，CDFI显示从降主动脉流向肺动脉的五彩血流，CW探及高速双期连续性分流频谱。

【断面显示】

见图 2-9-16。

【超声诊断】

（1）左房、左室增大，肺动脉增宽。

（2）左肺动脉与降主动脉间可见异常通道，呈细长之管状、漏斗状（降主动脉端较宽，左肺动脉端较小，形如漏斗）、窗口状（通道宽大而短）；CDFI 于肺动脉分叉处探及双期连续性左向右分流信号及频谱。

动脉导管未闭超声声像见图 2-9-17、图 2-9-18。

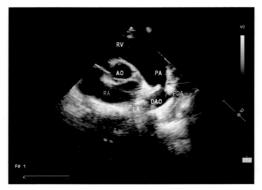

胸骨旁主动脉短轴切面二维超声

图2-9-16　动脉导管未闭超声标准切面图

RV—右心室；PA—肺动脉；DAO—降主动脉；PDA—动脉导管未闭（→）；LA—左心房；RA—右心房

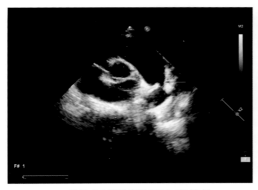

(A) 胸骨旁主动脉短轴切面二维超声

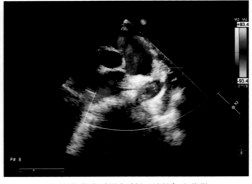

(B) 胸骨旁主动脉短轴切面彩色多普勒

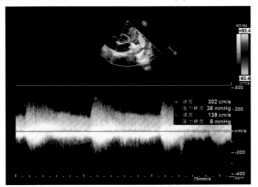

(C) 胸骨旁主动脉短轴切面连续多普勒频谱

图2-9-17　动脉导管未闭（漏斗型）

（A）示肺动脉增宽，左肺动脉近端与降主动脉间可见漏斗状之管状结构相通（→）；（B）CDFI示管状结构肺动脉端可见左向右连续性分流信号（→）；（C）示探及双期左向右连续性分流频谱

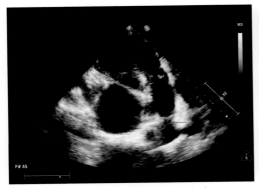
(A) 胸骨旁主动脉短轴切面二维超声

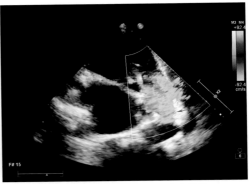
(B) 胸骨旁主动脉短轴切面彩色多普勒

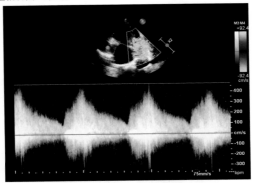
(C) 胸骨旁主动脉短轴切面连续多普勒血流频谱

图2-9-18　粗大动脉导管未闭（近似窗型）

（A）示肺动脉增宽，左肺动脉近端与降主动脉间可见粗大窗口状结构相通（→）；（B）CDFI示左肺动脉近端见左向右连续性分流信号（→）；（C）探及双期左向右连续性分流频谱

【鉴别诊断】

（1）肺动脉狭窄　肺动脉狭窄时发出的高速血流在肺动脉分叉处遇阻形成涡流或反流束，易误诊为动脉导管未闭，二维超声仔细观察未探及与降主动脉相通的管样结构，PW探及涡流信号，而非双期左向右分流。

（2）冠状动脉-肺动脉瘘　冠状动脉开口于肺动脉时，于肺动脉内可探及连续性左向右分流信号，其分流束与降主动脉无关联，相关冠状动脉主干常明显扩张（图2-9-19）。

（3）主动脉-肺动脉间隔缺损　与动脉导管发出的位置不同，其为先天性升主动脉与肺动脉之间管壁发育障碍，形成大血管间的交通，产生左向右分流。本病罕见。

【特别提示】

（1）重度肺动脉高压时，分流不明显，应结合临床，重视二维超声表现，避免漏诊及误诊。

（2）注意与肺动脉狭窄偏心性血流形成的涡流间的鉴别。

（3）注意观察主动脉弓降部发育情况，避免合并主动脉弓缩窄、离断等其他畸形的漏诊。

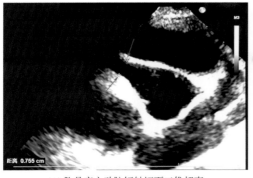
(A) 胸骨旁主动脉短轴切面二维超声

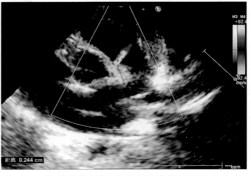
(B) 胸骨旁主动脉短轴切面彩色多普勒

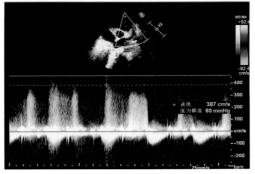
(C) 胸骨旁主动脉短轴切面连续多普勒频谱

图2-9-19　右冠状动脉右室流出道瘘

（A）示右冠状动脉主干扩张（→）；（B）右室流出道远端、肺动脉瓣根部可见左向右分流束（→）；（C）右室流出道远端探及舒张期为主的双侧左向右连续性分流频谱

2.9.4　肺动脉狭窄

【临床特点】

肺动脉狭窄可累及单处或多处，可单发，也常合并其他畸形。根据狭窄部位可分为肺动脉瓣狭窄、肺动脉瓣下狭窄（即右室流出道狭窄）、肺动脉瓣上狭窄，以肺动脉瓣狭窄常见。

查体时于胸骨左缘第2～3肋间闻及粗糙响亮的收缩期喷射性杂音。

【扫查要点与标准扫查手法】

于胸骨旁主动脉短轴切面注意显示右室流出道、肺动脉长轴及左右分支。肺动脉瓣下狭窄多由于肌束肥厚或隔膜所致；肺动脉瓣狭窄多由于瓣膜发育异常、增厚、开放受限所致；肺动脉瓣上狭窄多由于肺动脉纤维环所致。CDFI于狭窄部探及高速湍流信号，远端呈窄后扩张。

【断面显示】

见图2-9-20。

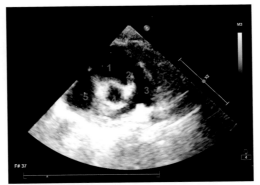

胸骨旁主动脉短轴切面二维超声

图2-9-20 肺动脉瓣狭窄超声标准切面图

1—右心室；2—狭窄的肺动脉瓣；3—肺动脉；4—主动脉；5—右心房

【超声诊断】

（1）右房、右室增大，右室壁肥厚。

（2）肺动脉瓣下狭窄 右室流出道可见肥厚肌束或隔膜样组织，狭窄部探及高速湍流。

（3）肺动脉瓣狭窄 肺动脉瓣增厚、回声增强，瓣口开放受限，呈穹隆样改变，瓣口部探及高速湍流，肺动脉窄后扩张（图2-9-21）。

（4）肺动脉瓣上狭窄 右室流出道及肺动脉血流通畅，肺动脉呈环状缩窄，狭窄部探及高速湍流。

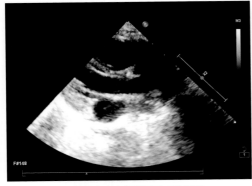

(A) 胸骨旁左室长轴切面二维超声

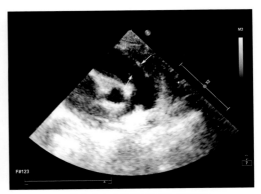

(B) 胸骨旁主动脉短轴切面二维超声

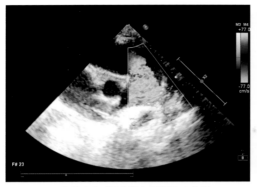
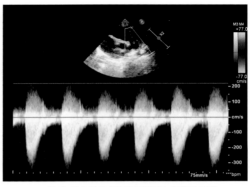

(C) 胸骨旁主动脉短轴切面彩色多普勒　　　　　　(D) 胸骨旁主动脉短轴切面连续多普勒频谱

图2-9-21　肺动脉瓣狭窄

（A）示右房、右室增大，右室前壁增厚；（B）示肺动脉瓣（→）增厚、回声增强，开放受限；（C）示肺动脉瓣口高速花色血流信号；（D）肺动脉瓣口部探及高速湍流频谱

【鉴别诊断】

　　干下型室间隔缺损：其缺损口靠近肺动脉瓣下缘，高速的左向右分流束直接冲击肺动脉瓣，进入肺动脉内，常于肺动脉瓣口探及高速湍流信号。该类患者肺动脉瓣结构正常，瓣口开放好，高速湍流起于缺损口（图2-9-22）。

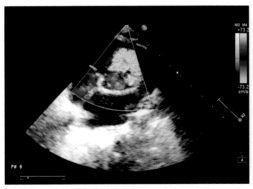
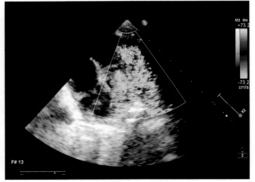

(A) 胸骨旁主动脉短轴切面彩色多普勒　　　　　　(B) 肺动脉长轴切面彩色多普勒

图2-9-22　干下型室间隔缺损

（A）主动脉短轴1～2点处可见缺损口及粗大左向右分流束；（B）起于缺损口的高速花色彩流经肺动脉瓣进入肺动脉内

【特别提示】

　　① 部分肺动脉瓣狭窄可合并卵圆孔未闭或房间隔缺损，应仔细扫查有无合并其他畸形。

　　② 当存在多处狭窄时，不能准确测量各处压力阶差，需结合二维超声及CDFI综合判断狭窄情况。

2.9.5 共同房室通道（房室间隔缺损）

【临床特点】

共同房室通道是一组以房室瓣周围间隔组织缺损及房室瓣异常为特征的先天性血管畸形，又称心内膜垫缺损、房室间隔缺损、房室管畸形。根据房室瓣周围间隔组织的发育程度和房室瓣畸形的不同分为部分型、完全型和过渡型。

a.部分型：无明显二尖瓣关闭不全者，其临床表现与继发孔型房间隔缺损相似。如伴有二尖瓣明显反流，可在早期出现症状，表现为发育不良、消瘦、乏力、易疲劳、呼吸急促和反复发生呼吸道感染，并可出现充血性心力衰竭。

b.完全型：症状更为严重且进展迅速，可探及心前区收缩期震颤和胸骨左缘 3 ~ 4 肋间粗糙的收缩期杂音，常于出生后 1 年内出现严重的心力衰竭。

c.过渡型：罕见，其临床症状与部分型类似。

【扫查要点与标准扫查手法】

于胸骨旁左室短轴切面、四腔心切面、剑突下切面等显示房间隔下段缺损、室间隔上段缺损、房室间隔十字交叉结构消失、二尖瓣与三尖瓣形成的房室共同瓣，观察二尖瓣前瓣、三尖瓣隔瓣是否有裂口，特别注意在胸骨旁四腔心切面判断前桥瓣腱索附着部位，明确分型。

【断面显示】

见图 2-9-23。

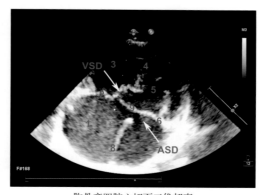

胸骨旁四腔心切面二维超声

图2-9-23 完全型共同房室通道超声标准切面图

1—右心房；2—三尖瓣；3—右心室；4—室间隔；5—左心室；6—二尖瓣；7—左心房；8—房间隔；
9—共同房室瓣；VSD—室间隔缺损（→）；ASD—房间隔缺损（→）

【超声诊断】

（1）全心增大，以右心房、右心室明显。

（2）完全型　房间隔下部、室间隔上部回声中断，房室瓣环处十字结构消失，二尖瓣与三尖瓣形成房室共同瓣，严重者二尖瓣前瓣、三尖瓣隔瓣上可见裂口（图2-9-24）。据 CDFI 可见本病可分为 A、B、C 三个亚型。

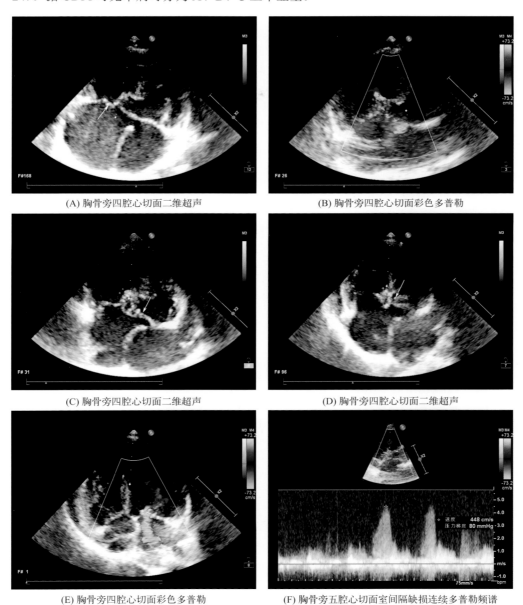

(A) 胸骨旁四腔心切面二维超声　　　　　　　(B) 胸骨旁四腔心切面彩色多普勒

(C) 胸骨旁四腔心切面二维超声　　　　　　　(D) 胸骨旁四腔心切面二维超声

(E) 胸骨旁四腔心切面彩色多普勒　　　(F) 胸骨旁五腔心切面室间隔缺损连续多普勒频谱

图2-9-24　完全型共同房室通道

（A）示全心增大，以右心房、右心室明显，房间隔下部、室间隔上部回声中断，房室瓣环处十字结构消失，二尖瓣与三尖瓣形成房室共同瓣（→），二尖瓣、三尖瓣边缘变厚并卷曲；（B）示房间隔缺损、室间隔缺损处可见分流信号；（C）、（D）示二尖瓣、三尖瓣边缘变厚并卷曲，二尖瓣前叶裂口（→），三尖瓣隔瓣发育不良；（E）示二尖瓣前叶裂并大量反流；（F）示室间隔缺损处高速湍流频谱

①A型：最为常见，前共同瓣分离为左、右房室瓣，左上瓣叶与右上瓣叶边缘均由短的腱索附着在室间隔嵴部。

②B型：前共同瓣部分分开，左上瓣叶内侧缘腱索越过室间隔嵴部附着于右心室的乳头肌。

③C型：共同瓣左上瓣叶巨大，向右跨越室间隔，瓣下无腱索，瓣叶完全漂浮。

（3）部分型（即原发孔房间隔缺损） 缺损局限在房间隔下部，多伴有不同程度的二尖瓣、三尖瓣裂，严重者瓣裂可达基部，其边缘变厚并卷曲，瓣膜关闭不全，CDFI可见显著的反流信号（图2-9-25）。

（4）过渡型（又称中间型） 即原发孔房间隔缺损、小室间隔膜周部缺损，房室瓣环处十字结构存在，左右心房室瓣口分开。

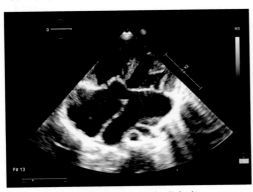

(A) 胸骨旁四腔心切面二维超声

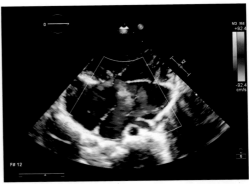

(B) 胸骨旁四腔心切面彩色多普勒

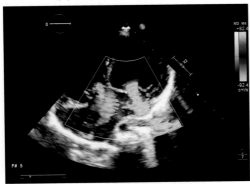

(C) 胸骨旁四腔心切面彩色多普勒

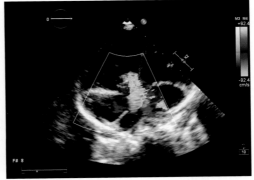

(D) 胸骨旁四腔心切面彩色多普勒

图2-9-25 部分型共同房室通道

（A）示右房、右室扩大，房间隔下段回声中断，二尖瓣前瓣与三尖瓣隔瓣形成桥瓣，二尖瓣、三尖瓣增厚、回声增粗；（B）示房间隔下段缺损部左向右分流信号；（C）示二尖瓣前瓣裂并大量反流；（D）示三尖瓣隔瓣裂并大量反流

【鉴别诊断】

瓣膜黏液性变并脱垂：瓣膜回声增粗，瓣叶关闭呈钩样脱入心房，无合并其他先天性畸形病变（图2-9-26）。

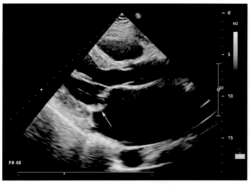
(A) 胸骨旁左室长轴切面二维超声

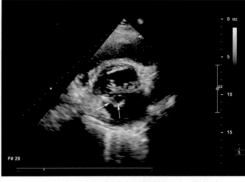
(B) 胸骨旁左室二尖瓣水平短轴切面二维超声

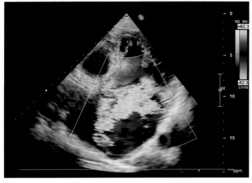
(C) 心尖四腔心切面彩色多普勒

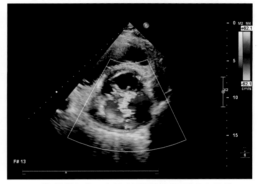
(D) 胸骨旁左室二尖瓣水平短轴切面彩色多普勒

图2-9-26　二尖瓣脱垂

（A）、（B）示二尖瓣后叶脱垂（→）；（C）示二尖瓣偏心性大量反流；（D）示脱垂部位反流血流信号

【特别提示】

共同房室通道手术难度大，解剖矫正包括房室间隔缺损的修补和房室瓣的重建，房室瓣特别是二尖瓣重建的质量直接关系到术后近、远期疗效，在检查过程中要准确评估房室间隔缺损的情况及瓣膜的发育情况，明确分型，并注意大动脉与心室连接的关系。

2.9.6　埃布斯坦畸形

【临床特点】

埃布斯坦畸形是指三尖瓣部分或全部未附着于瓣环上而下移附着于右室壁上的一组先天性心血管畸形，占先天性心脏病的 0.5% ～ 1.0%，主要病变是三尖瓣隔叶和 / 或后叶下移，前叶少见；严重畸形者，出生后即可有明显发绀和充血性心力衰竭；畸形较轻者，直至成年也不一定出现明显症状，最突出的症状是发绀和充血性心力衰竭。本病最具有特征性的体征：①发绀伴安静的心前区（杂音相对不明显）；②第一心音、分裂的第二心音、增强的第三心音或第四心音所构成的四重奏。

【扫查要点与标准扫查手法】

于心尖四腔心切面、五腔心切面、胸骨旁四腔心切面、两腔心切面观察三尖瓣各瓣膜的附着点、三尖瓣瓣膜的发育及活动情况，观察房化右室的范围，评估右室功能。

【断面显示】

见图2-9-27。

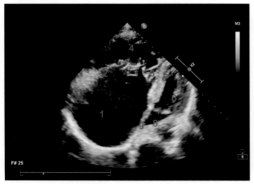
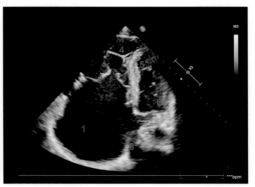

(A) 胸骨旁四腔心切面二维超声（前叶冗长，隔叶下移）
1—右心房；2—三尖瓣前瓣；3—三尖瓣隔瓣；
4—右心室；5—室间隔；6—左心室；7—二尖瓣；
8—左心房；9—房间隔

(B) 胸骨旁右房右室长轴切面二维超声（后叶、隔叶下移）
1—右心房；2—三尖瓣后瓣；3—三尖瓣隔瓣；
4—右心室；5—室间隔；6—左心室；7—二尖瓣；
8—房间隔

图2-9-27　埃布斯坦畸形超声标准切面图

【超声诊断】

（1）右房明显扩大，三尖瓣后叶和隔叶附着点离开三尖瓣环向心尖部移位，致部分右室房化，形成房化右室；三尖瓣前叶多冗长呈莲蓬样改变，三尖瓣叶关闭不佳［图2-9-28（A）～（C）］。

（2）CDFI示收缩期于右房内可探及明显的反流信号［图2-9-28（D）］。

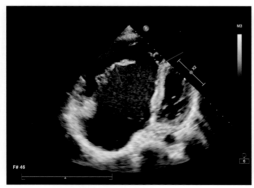
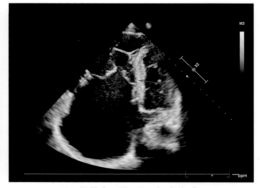

(A) 胸骨旁四腔心切面二维超声

(B) 胸骨旁四腔心切面二维超声

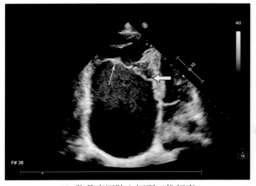
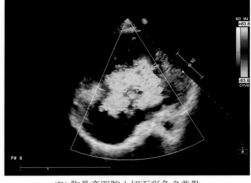

(C) 胸骨旁四腔心切面二维超声　　　　　　　(D) 胸骨旁四腔心切面彩色多普勒

图2-9-28　三尖瓣下移畸形

（A）示右房明显扩大，三尖瓣前叶（→）冗长呈莲蓬样改变，隔叶附着点明显下移（⇨），形成较大房化右室；（B）示三尖瓣隔叶（→）、后叶（⇨）附着点明显下移，形成较大房化右室；（C）示三尖瓣隔叶附着点下移，三尖瓣关闭不佳；（D）右房内探及大量反流信号

【鉴别诊断】

需要与三尖瓣发育不全、三尖瓣黏液性变并关闭不全等鉴别，主要鉴别点在于瓣膜附着点位置有无异常。

【特别提示】

埃布斯坦畸形患者多需要手术治疗，治疗效果与三尖瓣叶的发育、下移幅度相关，与右室漏斗部的发育情况密切相关，在检查时要注意评估右室功能。

2.9.7　法洛四联症、法洛三联症

【临床特点】

法洛四联症是联合的先天性心血管畸形，包括室间隔缺损、主动脉骑跨、肺动脉狭窄、右心室肥厚，是幼儿时期最常见的发绀型先天性心脏病。多数患者发育迟缓，体型矮小，典型症状有自幼出现的进行性发绀、呼吸困难、蹲踞，常伴有杵状指（趾）；肺动脉瓣第二心音减弱或消失，胸骨左缘第3肋间闻及单一而亢进的主动脉瓣关闭音，胸骨左缘第2～4肋间可闻及较粗糙响亮的收缩期杂音，向心前区广泛传导，多伴震颤。

法洛三联症是包括房间隔缺损、肺动脉狭窄、右室肥大三种异常的先天畸形。

【扫查要点与标准扫查手法】

重点于胸骨旁左室长轴切面、主动脉短轴切面、肺动脉长轴切面、四腔心切面等观察室间隔缺损、主动脉骑跨程度、右室流出道及肺动脉的发育情况，评估肺动脉的狭窄程度；辅助剑突下主动脉长轴切面及肺动脉长轴切面、胸骨上窝主动脉弓长轴切面评估肺动脉的发育情况、是否有侧支循环或动脉导管未闭等。

【断面显示】

见图2-9-29、图2-9-30。

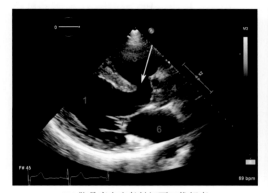
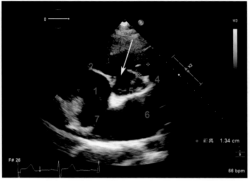

(A) 胸骨旁左室长轴切面二维超声
(室间隔缺损、主动脉骑跨)
1—左心室；2—室间隔；3—右心室；4—主动脉；
5—主动脉瓣；6—左心房；7—二尖瓣；
箭头指示大室间隔缺损、主动脉骑跨

(B) 胸骨旁主动脉短轴切面二维超声
(肺动脉狭窄)
1—右心房；2—三尖瓣；3—右心室；
4—肺动脉；5—主动脉瓣；6—左心房；
7—房间隔；箭头指示膜周部大室间隔缺损

图2-9-29　法洛四联症超声标准切面图

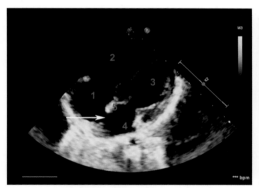
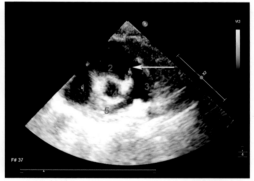

(A) 胸骨旁四腔心切面二维超声（房间隔缺损）
1—右心房；2—右心室；3—左心室；4—左心房；
5—房间隔；箭头指示房间隔缺损

(B) 胸骨旁肺动脉长轴切面二维超声（肺动脉狭窄）
1—右心房；2—右心室；3—肺动脉；4—主动脉；
5—左心房；箭头指示增厚、狭窄的肺动脉瓣

图2-9-30　法洛三联症超声标准切面图

【超声诊断】

（1）法洛四联症

① 二维超声显示室间隔缺损，主动脉增宽，主动脉骑跨，右室壁增厚，右室流出道、肺动脉狭窄 [图2-9-31（A）～（D）]。

② CDFI显示室间隔缺损处双向分流，以右向左分流为主，右室流出道及肺动脉狭窄处探及高速湍流 [图2-9-31（E）、（F）]。

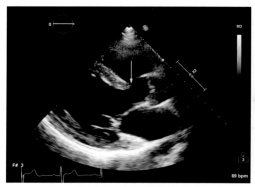

(A) 胸骨旁左室长轴切面二维超声

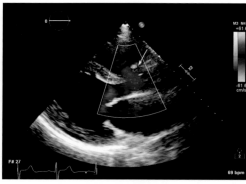

(B) 胸骨旁左室长轴切面彩色多普勒

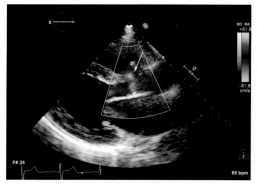

(C) 胸骨旁左室长轴切面彩色多普勒

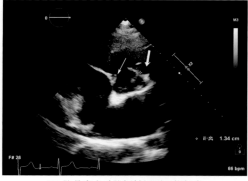

(D) 胸骨旁主动脉短轴切面二维超声

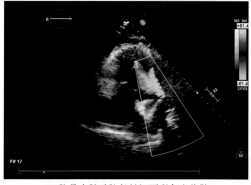

(E) 胸骨旁肺动脉长轴切面彩色多普勒

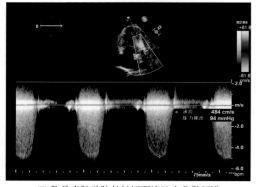

(F) 胸骨旁肺动脉长轴切面连续多普勒频谱

图2-9-31　法洛四联症

（A）示右房、右室增大，右室壁肥厚，室间隔与主动脉间回声中断（较大）（→），主动脉增宽，主动脉骑跨约50%；（B）示室间隔缺损处低速左向右分流信号（→）；（C）示室间隔缺损处右向左分流信号（→）；（D）示室间膜周部大缺损（主动脉短轴10～12点位置）（→），右室流出道发育不良，肺动脉瓣增厚、回声增强，开放受限（⇨），肺动脉较细；（E）示肺动脉高速花色血流信号；（F）示肺动脉狭窄部高速湍流频谱

（2）法洛三联症（图 2-9-32）

① 二维超声显示房间隔缺损，右房、右室增大，右室壁增厚，肺动脉狭窄。

② CDFI 可显示房间隔缺损处左向右分流，肺动脉狭窄处探及高速湍流。

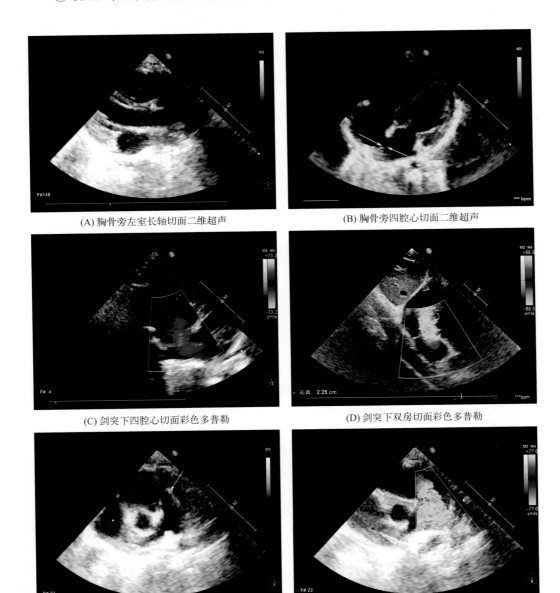

(A) 胸骨旁左室长轴切面二维超声　　　　(B) 胸骨旁四腔心切面二维超声

(C) 剑突下四腔心切面彩色多普勒　　　　(D) 剑突下双房切面彩色多普勒

(E) 胸骨旁肺动脉长轴切面二维超声　　　(F) 胸骨旁肺动脉长轴切面彩色多普勒

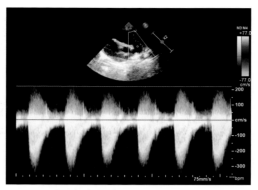

(G) 胸骨旁肺动脉长轴切面连续多普勒频谱

图2-9-32　法洛三联症

（A）示右房、右室明显增大，右室壁肥厚；（B）示房间隔中部回声中断（→）；（C）、（D）示房间隔缺损左向右分流信号；（E）示肺动脉瓣增厚、回声增强，开放受限（→），肺动脉偏细；（F）示肺动脉狭窄部高速花色血流信号；（G）示肺动脉狭窄部高速湍流频谱

【鉴别诊断】

大室间隔缺损合并肺动脉瓣狭窄：大室间隔缺损也可有主动脉骑跨的表现，合并肺动脉狭窄者易误诊为法洛四联症，但该类患者肺血流量增多，表现为左房、左室增大，室间隔缺损为左向右分流，肺动脉及左右支扩张，与法洛四联症的肺动脉发育不良、肺血减少有较明显差异。

【特别提示】

法洛四联症的主要病变在于右室流出道及肺动脉发育不良，室间隔膜周部的大缺损，主动脉增宽、前移，部分右室血流流入主动脉而引起发绀。肺动脉发育情况、狭窄程度对于手术方式及预后随访具有重要意义，在检查过程中要重点观察、评估，并要注意观察主动脉弓降部与肺动脉间是否有动脉导管未闭或较大的侧支循环。

2.9.8　主动脉狭窄

【临床特点】

主动脉狭窄以主动脉瓣狭窄最常见，瓣下狭窄次之，瓣上狭窄最少见；主动脉瓣狭窄多是由于瓣叶数目异常、增厚、粘连等所致，其中以二叶瓣畸形最常见；瓣下狭窄多因左室流出道隔膜或异常肌束所致。

主动脉瓣狭窄可经历相当长的无症状期，一旦出现症状则进展迅速。典型的症状为劳力性呼吸困难、心绞痛和晕厥三联征。于主动脉瓣听诊区闻及收缩期粗糙响亮的喷射性杂音，常伴有收缩期震颤。

【扫查要点与标准扫查手法】

重点于胸骨旁左室长轴切面及主动脉短轴切面、心尖五腔心及四腔心切面、胸骨上窝主动脉弓长轴切面观察主动脉的狭窄情况，评估狭窄程度。

【断面显示】

见图 2-9-33、图 2-9-34。

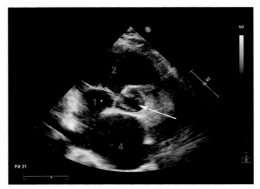

胸骨旁主动脉短轴切面二维超声（主动脉二叶瓣）

图2-9-33　主动脉瓣狭窄（二叶瓣）超声标准切面图

1—右心房；2—右心室；3—肺动脉；4—左心房；箭头指示主动脉二叶瓣

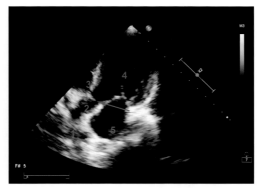

心尖五腔心切面二维超声（主动脉瓣下隔膜）

图2-9-34　主动脉瓣下狭窄（隔膜型）超声标准切面图

1—右心房；2—主动脉；3—右心室；4—左心室；5—左心房；箭头指示主动脉瓣下隔膜

【超声诊断】

（1）左心扩大，左室壁肥厚。

（2）主动脉瓣狭窄（二叶瓣）　主动脉瓣为两个瓣叶，多呈左右或前后排列，瓣膜增厚、回声增强，开放受限，呈鱼嘴样改变；升主动脉窄后扩张，于主动脉瓣口处可探及高速花色血流（图2-9-35）。

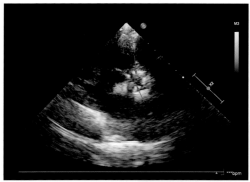
(A)胸骨旁主动脉短轴切面二维超声

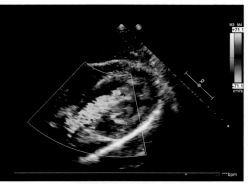
(B) 心尖五腔心切面彩色多普勒

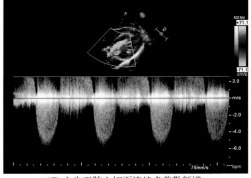
(C) 心尖五腔心切面连续多普勒频谱

图2-9-35　主动脉瓣狭窄（二叶瓣）

（A）示主动脉瓣呈左右排列的二叶瓣结构，瓣膜增厚、回声增强，可见多个强回声斑，开放受限（→）；
（B）示主动脉瓣下探及大量反流信号；（C）示主动脉瓣口处探及高速湍流频谱

（3）主动脉瓣下狭窄　于主动脉瓣下室间隔左室面观察到隔膜状回声突起，导致左室流出道狭窄，狭窄处可探及高速花色血流（图 2-9-36）。

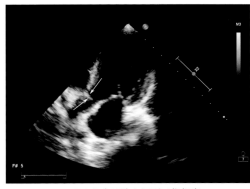
(A) 心尖五腔心切面二维超声

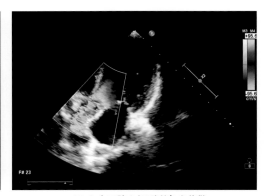
(B) 心尖五腔心切面彩色多普勒

图2-9-36

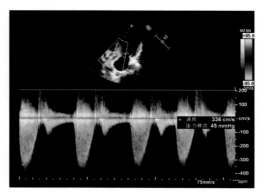

(C)心尖五腔心切面连续多普勒频谱

图2-9-36　主动脉瓣下狭窄（隔膜型）

（A）示主动脉瓣下方（左室流出道远端）可见隔膜样结构突出（→），导致左室流出道狭窄；（B）可见起源于主动脉瓣口之高速湍流信号；（C）示主动脉瓣探及高速湍流频谱

（4）主动脉瓣上狭窄　于主动脉瓣上方见隔膜样突起或环状缩窄环导致主动脉狭窄，狭窄处可探及高速花色血流。

（5）狭窄评估　根据狭窄部位的内径、瓣口面积、狭窄部峰值流速及跨瓣压差、平均压差等综合评估（表2-9-1）。

表2-9-1　主动脉狭窄评估

狭窄度	瓣口面积/cm²	狭窄部峰值流速/（m/s）	跨瓣压差/mmHg	平均压差/mmHg
轻度	>1.5	2.0～2.9	<36	<20
中度	1.5～1.0	3～4	36～69	20～49
重度	<1.0	>4	>70	>50

【鉴别诊断】

梗阻性肥厚型心肌病：左心室壁不对称性明显肥厚，以室间隔明显，基底部向左室流出道突出，导致左室流出道狭窄，要与主动脉瓣下局限性隔瓣或狭窄环导致的左室流出道狭窄、左室壁肥厚鉴别。

【特别提示】

对于已有心力衰竭的患者，用跨瓣压差估测的方法会低估主动脉瓣狭窄的程度。

2.9.9　马方综合征

【临床特点】

马方综合征是一种常染色体显性遗传病，累及全身结缔组织，逐渐导致骨骼畸形、眼部和心血管病变。常有明显家族史及典型临床症状，患病特征为四肢、手指、脚趾细长不匀称，身高明显超出常人，伴有心血管系统异常，特别是合并心脏瓣膜异常和主动脉瘤。

【扫查要点与标准扫查手法】

重点于胸骨旁左室长轴切面、主动脉短轴切面、胸骨上窝主动脉弓长轴切面等评估升主动脉的扩张程度、是否合并夹层，观察主动脉瓣的发育情况及功能；于心尖五腔心切面观察并评估主动脉瓣的反流情况。

【断面显示】

见图2-9-37。

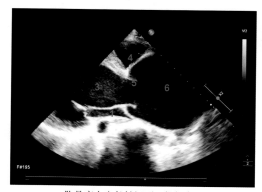

胸骨旁左室长轴切面二维超声

图2-9-37　马方综合征之升主动脉瘤超声标准切面图

1—左心房；2—二尖瓣；3—左心室；4—右心室；5—主动脉瓣；6—升主动脉瘤

【超声诊断】

（1）主动脉显著膨大，包括窦部、根部、升主动脉呈巨大瘤样扩张，主动脉瓣开放可，常关闭不全，CDFI于主动脉瓣下可探及反流信号（图2-9-38），严重者发生夹层动脉瘤时于升主动脉内可见飘动的条带状分隔带，在主动脉内形成真腔、假腔。

（2）左房、左室可增大。

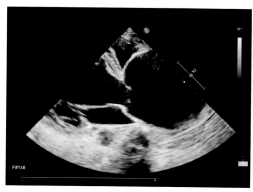

(A) 胸骨旁左室长轴切面二维超声

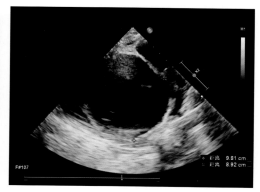

(B) 升主动脉短轴切面二维超声

图2-9-38

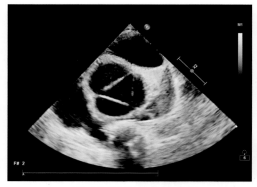
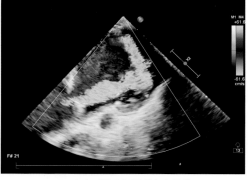

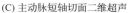

(C) 主动脉短轴切面二维超声	(D) 心尖五腔心切面彩色多普勒

图2-9-38 马方综合征（升主动脉瘤）

（A）示升主动脉瘤；（B）示升主动脉瘤的短轴断面，最大径达98mm；（C）示主动脉瓣环扩大，主动脉瓣膜无明显增厚、关闭不拢；（D）主动脉瓣下探及大量反流信号

【鉴别诊断】

升主动脉扩张：单纯显示为升主动脉瘤样扩张，多由于主动脉瓣狭窄或关闭不全所致，表现为主动脉瓣增厚、开放受限，主动脉瓣口探及高速湍流，升主动脉呈窄后扩张，扩张程度一般比马方综合征小。

【特别提示】

马方综合征升主动脉显著扩张，易合并夹层动脉瘤，在检查中要注意观察。

2.9.10 单心室

【临床特点】

单心室是一种较少见的严重先天性畸形，主心室多较大，伴或不伴残余心腔，多合并其他畸形。单心室分为左室型、右室型及未定心室型三种，血流在心腔内不同程度混合，幼年即有症状，主要表现为发绀、缺氧和心力衰竭。

【扫查要点与标准扫查手法】

重点于胸骨旁左室长轴切面、肺动脉长轴切面，心尖四腔心切面、五腔心切面，剑突下双房切面，胸骨上窝切面观察心室的发育情况及合并的畸形。

【断面显示】

见图2-9-39。

【超声诊断】

（1）左室型 最常见，占60%～80%，主心室腔为形态左室（内膜光滑、肌小梁细小），常位于后下方，残余心腔为缺少流入部的右室，位于前上方，两者通过球室孔相通；多为左位型大动脉转位，主动脉起源于残余心腔，肺动脉多起源于主心室腔。CDFI：心腔内多呈混叠状，主心室内血流向肺动脉，残余心室血液流入主动脉内（图2-9-40）。

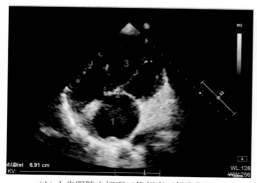

(A) 心尖四腔心切面二维超声（舒张期）
1—单心房；2—共同房室瓣；3—单心室

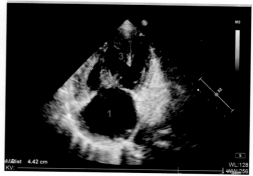

(B) 心尖四腔心切面二维超声（收缩期）
1—单心房；2—共同房室瓣；3—单心室

图2-9-39　单心室超声标准切面图

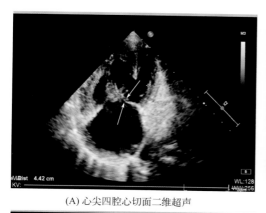

(A) 心尖四腔心切面二维超声

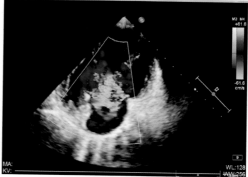

(B) 心尖四腔心切面彩色多普勒

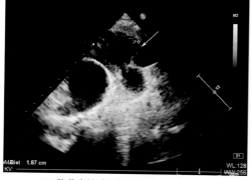

(C) 胸骨旁肺动脉长轴切面二维超声

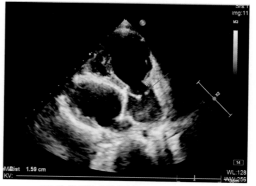

(D) 胸骨旁肺动脉长轴切面二维超声

图2-9-40

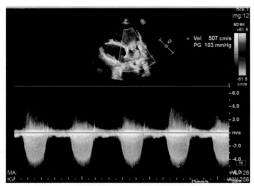

(E) 胸骨旁肺动脉长轴切面连续多普勒频谱

图2-9-40 单心室（左室型）

（A）示单心室（左室形态为主）、单心房、共同房室瓣（→）；（B）示共同房室瓣反流信号；（C）示大动脉反位，主动脉增宽，位于前方（→）；（D）示肺动脉稍细，位于后方，肺动脉瓣狭窄（→）；（E）肺动脉瓣口探及高速湍流频谱

（2）右室型　较少见，主心室腔为形态右室（内膜面较粗糙，肌小梁粗大），残余心腔为缺少流入部的左室，多为主心室腔双出口。

（3）未定心室型　罕见，心室结构不典型，无残余心腔，室间隔未发育或仅见室间隔残端，多为心室双出口（图2-9-41）。

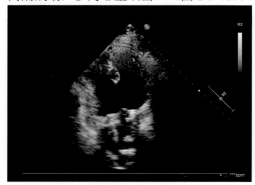

(A) 心尖四腔心切面二维超声

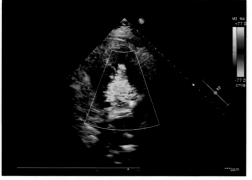

(B) 心尖四腔心切面房室瓣彩色多普勒

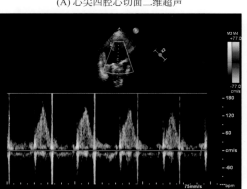

(C) 心尖四腔心切面房室瓣多普勒频谱

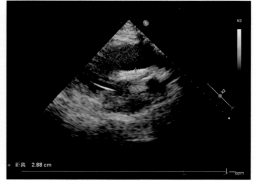

(D) 主动脉长轴切面二维超声

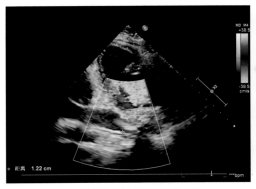

(E) 下腔静脉长轴切面彩色多普勒

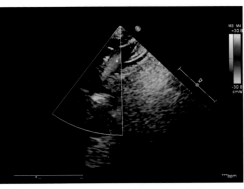

(F) 胸骨上窝右侧上腔静脉彩色多普勒

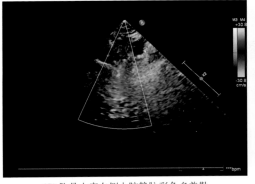

(G) 胸骨上窝左侧上腔静脉彩色多普勒

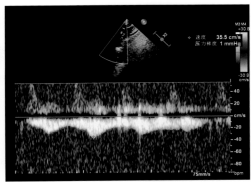

(H) 胸骨上窝左侧上腔静脉频谱多普勒

图2-9-41 单心室（未定型）

患者为行全腔静脉-肺动脉连接术、房室瓣置换术后。（A）示单心室结构，可见室间隔残端，单房室瓣（人工瓣）；（B）示单房室瓣（人工瓣）舒张期血流信号；（C）示单房室瓣（人工瓣）舒张期频谱；（D）示主动脉增宽、前移，与单心室连接；（E）示下腔静脉与人工血管远侧连接的血流信号（人工血管近端与肺动脉连接）；（F）示右侧上腔静脉血流信号（近端与右肺动脉连接）；（G）示左侧上腔静脉血流信号（永存左上腔静脉，近端与左肺动脉连接）；（H）示左侧上腔静脉血流频谱

【特别提示】

典型的单心室多为严重、复杂畸形，单心室容易诊断，重点、难点在于准确观察其伴随的复杂畸形并评价心功能、肺动脉压。

第3部分

病例分析与诊断报告书写

病例： 房间隔缺损

患者： ×××，女，9岁。

病史： 发现心脏杂音9年余，活动后心悸1年。

查体： 患儿体型偏小，于胸骨左缘第2～3肋间可闻及收缩期喷射性杂音，3～4级，肺动脉瓣区第二心音固定性分裂。

胸片： 心影增大，以右心房、右心室增大为主；肺纹理增粗，肺血增多表现，肺动脉段膨隆，两侧肺门区的血管增大。

心电图： 电轴右偏，右心室增大。

超声心动图

心脏测量：

右室流出道，25mm；主动脉根部，16mm；左心房，23mm；右心室，20mm；室间隔，6mm；左心室（舒张期），31mm；左心室（收缩期），18mm；左室后壁，6mm；右心房，41mm×38mm；肺动脉，23mm；左心室EF，72%；左室短轴缩短率（FS），41%。

瓣口血流速度（单位：m/s）肺动脉瓣，1.4；主动脉瓣，1.0；二尖瓣，0.9；三尖瓣，1.1；降主动脉，1.0。

超声所见

心脏节段：心脏左位，心房正位，心室正位，主动脉正位。

心房与静脉回流：上、下腔静脉回流入右房，左、右肺静脉回流入左房；右心房增大，左心房大小正常，房间隔中部回声中断，宽约17mm，左向右分流。

房室连接：三尖瓣反流，面积为3.9cm^2，估测右室收缩压为45mmHg；二尖瓣形态及功能正常。

心室：右心室扩大，右室流出道增宽，血流通畅；左心室大致正常；室间隔完整。

心室与大动脉连接：肺动脉瓣形态正常，瓣口流速相对稍增快；主动脉瓣形态及功能正常。

大动脉：肺动脉扩张，主动脉正常，主动脉弓完整，降主动脉正常，未见动脉导管未闭症状。

冠状动脉：左、右冠状动脉起源和走行正常。

心包：未见积液。

超声提示

（1）先天性心脏病：房间隔缺损（继发孔、中央型，左向右分流）。

（2）三尖瓣反流（中量）。

（3）肺动脉高压（轻度）。

第4部分

示范性操作+规范化扫查视频及诊断课程视频

4.1　示范性操作视频+规范化扫查视频

4.2　房间隔缺损的超声诊断视频

参考文献

[1] 周永昌,郭万学.超声医学[M].4版.北京:科学技术文献出版社,2006.

[2] 王新房,谢明星.超声心动图[M].5版.北京:人民卫生出版社,2015.

[3] 张梅.超声标准切面图解[M].北京:人民军医出版社,2013.

[4] [日]中村宪司著.心脏超声精细讲解:切面解剖、扫查方法与疾病解读(修订版)[M].袁丽君,王作军,译.北京:人民军医出版社,2016.

[5] 李叶阔,费洪文,吴爵非.心脏超声技术指南——解剖、检查规范及超声表现[M].北京:中国协和医科大学出版社,2022.

[6] 刘光德,等.临床影像学诊断与技术应用[M].北京:中国纺织出版社有限公司,2021.

[7] 高云华,唐红.实用超声心动图学[M].北京:人民军医出版社,2011.

[8] 杨娅,等.超声掌中宝——心血管系统[M].2版.北京:科学技术文献出版社,2017.

[9] 先天性心脏病超声解剖学图谱(精)[M].马小静,译.北京:人民卫生出版社,2009.

[10] 尹立雪.超声心脏力学-基础与临床[M].北京:科学出版社,2019.

[11] 谢明星,等.心脏超声诊断学[M].北京:人民卫生出版社,2020.